Laborwerte

Gesundheit in Zahlen

DR. C. SCHOTTDORF-TIMM
PROF. DR. V. MAIER

Ein Wort zuvor

DIE FORTSCHRITTE DER MEDIZIN spiegeln sich auch in der Fülle von Laborbestimmungen wider. Seit der Gesundheitsreform werden viele sinnvolle Laborwerte aus diversen, zum Teil komplizierten Gründen nicht von den gesetzlichen Krankenkassen übernommen. Ärzte und Krankenkassen machen sich strafbar (!), wenn sie sie trotzdem über die Kasse abrechnen. Daher werden sie oft als IGeL (Individuelle GesundheitsLeistungen) angeboten, die selbst zu bezahlen sind. Eine kostenlose Bestimmung durch den Arzt würde gegen das Wettbewerbsrecht verstoßen (unlauterer Wettbewerb) …

LABORBESTIMMUNGEN BIETEN eine große Hilfe, verwirren aber mitunter auch. Insbesondere, wenn die Ergebnisse von Labor zu Labor und die Referenzwerte von Quelle zu Quelle unterschiedlich sind. Laborwerte sind immer nur Bausteine auf dem Weg zur Diagnose oder bei der Überwachung des Krankheitsverlaufs. Wir haben in dieser Neuauflage auf einige seltenere Einzelwerte verzichtet und wichtige Zeitthemen wie Borellien-, Amalgam-, Malaria-, Stress- oder Vaterschaftsnachweise ergänzt. Damit Sie künftig besser Bescheid wissen, haben wir beispielsweise die wichtigsten Vorgänge bei der Probengewinnung beschrieben, welche die Geheimnisse um das Labor (»Kleine Laborkunde«, s. S. 11) etwas lüften sollen.

Wir wünschen Ihnen »gute Laborwerte«.
Dr. Christine Schottdorf-Timm
Prof. Dr. Volker Maier

Beim Arzt

Wozu Laborbestimmungen?

Laborwerte liefern wertvolle Hinweise auf den Zustand des Körpers zum Zeitpunkt der Abnahme von Blut, Urin und anderen Proben. Im gesunden Körper befindet sich der Stoffwechsel im Gleichgewicht. Durch eine Erkrankung kann dieses Gleichgewicht gestört werden, was die Stoffe im Körper verändert.
Laborwerte helfen weiter, wo körperliche Untersuchung und Befragen des Patienten nicht ausreichen. Denn viele Erkrankungen verursachen ganz typische Veränderungen von einzelnen oder sogar mehreren Werten.
Manche Laborwerte können Sie sogar selbst testen, mithilfe von Teststreifen oder -stäbchen.

Gesundheitsuntersuchung und Screening

Regelmäßig den Gesundheitszustand zu prüfen hilft, Veränderungen zu erkennen, die noch keine Beschwerden verursachen. Gerade dann sind Laborwerte sehr wichtige Stützen. Screening nennt man Kombinationen aus Laborbestimmungen. Sie dienen der Vereinfachung von diagnostischen Prozessen.

Kontrolluntersuchungen, Notfall, Operation

Während bestehender Krankheiten verändern sich Laborwerte oft charakteristisch, so lässt sich der Verlauf mit deren Hilfe beurteilen. Viele Medikamente und deren Konzentration können im Blut nachgewiesen werden. So weiß der Arzt genau, ob die eingenommene Dosis richtig ist, und wie der Patient die Medikamente einnimmt. Um das Bestehen eines Impfschutzes zu prüfen, kann ein soge-

nannter Impftiter ermittelt werden. Bei einem Notfall liefern Laborwerte wie Elektrolyte, Blutgase und Blutbild dem Arzt wichtige Hinweise auf den Zustand des Patienten. Maßnahmen wie Flüssigkeitszufuhr oder Beatmung können so genau überwacht werden.
Laboruntersuchungen vor Operationen helfen, Vorerkrankungen und Risikofaktoren rechtzeitig zu erkennen.

Aufklärung und Einwilligung

Sie haben als Patient das Recht, vom Arzt über geplante Maßnahmen, die am Körper vorgenommen werden (wie Blutabnahmen, Impfungen oder Operationen), aufgeklärt zu werden. Ihr Arzt muss Ihre Einwilligung mündlich oder schriftlich einholen, nachdem er Sie über Vorteile und Risiken der Maßnahmen verständlich informiert hat. In Notfallsituationen muss der Arzt nach dem »mutmaßlichen« (vermuteten) Willen des Patienten handeln.

Was können uns Laborwerte sagen?

Laborwerte geben Auskunft darüber, welche Stoffe zum Zeitpunkt der Abnahme in welcher Konzentration im Körper unterwegs sind. Sie sind ständiger Veränderung und diversen Einflüssen ausgesetzt. Deswegen dürfen Laborergebnisse nur im Zusammenhang bewertet werden.

INFO

Einfluss auf Laborwerte haben zum Beispiel:
- Geschlecht
- Alter
- Ernährung
- psychische Belastungen
- Tagesrhythmus
- Medikamente
- Körperhaltung

Vorbereiten, entnehmen und dann?

Für viele Laborbestimmungen muss der Patient bestimmte Vorkehrungen treffen, damit möglichst genaue Werte ermittelt werden können. Fragen Sie deshalb unbedingt Ihren Arzt, was Sie vor der Entnahme beachten müssen.
→ Begriffe mit diesem Symbol finden Sie ab S. 27.

Abstrich

Haut- und Schleimhautoberflächen werden mit einem Abstrich genauer untersucht, zum Beispiel eine entzündete Wunde oder bei Frauen der Muttermund.

- Zur **zytologischen Analyse** wird das Wattestäbchen auf ein Glasplättchen (Objektträger) gestrichen, getrocknet, gefärbt und unter dem Mikroskop auf Zellen, Bakterien, Pilze und anderes untersucht.
- Für die **mikrobiologische Bestimmung** wird das Stäbchen in einen sogenannten Nährboden gestrichen, auf dem Bakterien und Pilze bevorzugt wachsen.

Vorbereitung und Gewinnung

Lassen Sie die Körperstelle möglichst unberührt, waschen Sie sie nur, wenn der Arzt es erlaubt hat. Tragen Sie keine Salben oder Puder auf, es sei denn, sie sind verordnet. Mit einem Wattestäbchen wird über das Gewebe gestrichen.

Auswurf (Sputum)

Dieser Begriff bezeichnet, was aus der Lunge hochbefördert und ausgespuckt werden kann: Darin befinden sich lose Zellen, Schleim und eventuell Mikroorganismen. Die Laboranalyse erfolgt ebenso wie beim Abstrich (s. oben).

Vorbereitung und Gewinnung

Vor dem Abhusten den Mund spülen, damit kein Speichel mit ins Gefäß gelangt.

Sammeln Sie Auswurf nur in einem Gefäß, das Ihnen der Arzt mitgegeben hat, weil sonst Verunreinigungen (auch unsichtbare) die Untersuchung verfälschen.

Blutabnahme

Das Blut bietet die vielfältigsten Möglichkeiten, Aufschlüsse über Krankheiten zu erhalten.
Zur Laborbestimmung dienen verschiedene Auffanggefäße, manche enthalten speziell zugesetzte Substanzen. Für einige Untersuchungen muss die Gerinnung des Blutes im Röhrchen mit chemischen Substanzen unterdrückt werden. Für andere dagegen muss das Blut gerinnen, was spezielle Plastikkügelchen im Röhrchen beschleunigen.
Um Verwechslungen zu vermeiden, erhält jedes Röhrchen einen Aufkleber mit dem Namen des Patienten oder einer eindeutigen Nummer. Vor der Abnahme sollten die Etiketten von Röhrchen und Laborschein geprüft werden.
Das geronnene Blut wird zentrifugiert, um den festen »Blutkuchen« aus Blutkörperchen und dem Gerinnungsfaktor Fibrin (s. Gerinnung, S. 19) von dem gelblich klaren **Serum** zu trennen. Damit lassen sich sehr viele Bestimmungen durchführen. **Plasma** nennt man den gelblichen Überstand im ungerinnbar gemachten Blut. Es wird für die Kontrolle der Gerinnung (s. S. 19) benötigt.

Vorbereitung und Gewinnung

Zu einigen Untersuchungen müssen Sie nüchtern kommen, andere erfordern eine spezielle Diät.
Für die meisten Bestimmungen wird venöses, sauerstoffarmes Blut (dunkelrot) entnommen. Eine Stauung am Oberarm macht die Venen gut sichtbar, weil sie sich füllen, während der Zufluss weiter möglich ist.
Um → Blutgase (Blutkohlendioxid, Blut-pH und Blutsauerstoff) zu ermitteln, wird sauerstoffreiches Blut (hellrot) aus einer Arterie an der Innenseite des Handgelenks oder in der Leiste benötigt. Die Prozedur ist aufwendiger und

manchmal schmerzhaft, aber in der Regel nur bei schweren Erkrankungen erforderlich.
Manche Laborwerte können im Blut aus Ohrläppchen oder »Fingerbeere« (= Fingerkuppe) bestimmt werden. Durch einen kleinen Stich erhält man einige Tropfen sogenanntes Kapillarblut, gerade ausreichend für eine Bestimmung.

Entnahme von Körpergewebe (Biopsie)

Körpergewebe kann direkt aus einer zugänglichen Stelle der Haut oder mit Hilfsmitteln, wie einem langen, beweglichen Schlauch, dem Endoskop, und Gerätschaften wie Zängchen oder kleinen Stanzen entnommen werden. Die Gewebeproben werden unter dem Mikroskop untersucht.

Vorbereitung und Gewinnung

Wenn möglich, wird vorher die Umgebung betäubt. Im Darm spürt man in der Regel auch ohne Betäubung wenig. Nach der Reinigung und Desinfektion der Körperstelle schneidet oder stanzt der Arzt das gewünschte Gewebe aus und gibt es in Behältnisse mit spezieller Lagerflüssigkeit. In Wasser gelegt, würden die Zellen platzen.

Entnahme von Körperflüssigkeiten (Punktat)

Werden mehr Informationen gebraucht, als die Blutuntersuchung liefern kann, können Gehirn-Rückenmarksflüssigkeit (Liquor), Gelenkflüssigkeiten, Urin direkt aus der Blase, Fruchtwasser während der Schwangerschaft sowie Ansammlungen von Gewebswasser, das normalerweise nicht vorhanden ist, entnommen werden. In diesen Flüssigkeiten wird dann nach Zellen, Erregern oder Antikörpern (s. S. 14) gesucht.

Vorbereitung und Gewinnung

Die Flüssigkeiten werden mit verschieden langen Nadeln (Kanülen) gewonnen, je nachdem, wie tief sie unter der

Haut liegen. Vor dem Einstich wird die Stelle desinfiziert und betäubt. Die Flüssigkeit fängt man dann in speziellen Gefäßen auf.

Entnahme von Magensaft, Zwölffingerdarmsaft

Im Magensaft können sowohl Bakterien als auch der Säuregehalt nachgewiesen werden. Der Zwölffingerdarmsaft kann auf seine verschiedenen Gallenbestandteile wie Bilirubin, Cholesterin und Bauchspeicheldrüsenprodukte wie Lipase untersucht werden. Die Bestimmungen im Magensaft erfolgen ebenso wie beim Abstrich (s. S. 6). Der Zwölffingerdarmsaft wird mithilfe von Analyseautomaten untersucht.

Vorbereitung und Gewinnung

Fragen Sie Ihren Arzt, wie lange Sie vor der Untersuchung nüchtern sein müssen.
Zwölffingerdarm- (Duodenal-) und Magensaft werden über einen dünnen Plastikschlauch (Sonde), den man über Nase oder Mund zum Magen oder Zwölffingerdarm vorschiebt, angesaugt und in speziellen Tüten gesammelt. Der Schlauch ist dünn und das Vorschieben nicht schmerzhaft. Doch manche Menschen spüren einen deutlichen Würgereiz.

Gewinnung von Speichel

Speichel kann zur Bestimmung von Hormonen wie zum Beispiel Cortisol dienen. Der in Watte gesammelte Speichel wird dazu im Labor zentrifugiert und das gesuchte Hormon bestimmt.

Vorbereitung und Gewinnung

Um den Speichel zu sammeln, müssen Sie auf einer speziellen Watterolle eine festgelegte Zeit lang kauen.

Stuhlabgabe

Die Prozedur ist etwas ungemütlich, aber auch Stuhlproben tragen dazu bei, den Zustand des Körpers zu beurteilen. Größere Mengen Stuhl werden für den Nachweis pathogener (krankheitsauslösender) Keime verwendet. Auch Wurmeier oder abgestoßene Teile von Würmern aus dem Magen-Darm-Trakt können nachgewiesen werden. Dabei macht man geringste Mengen Blut auf den Testfeldern der Briefchen mithilfe von Chemikalien sichtbar.

Vorbereitung und Gewinnung

Fragen Sie rechtzeitig Ihren Arzt, ob Sie drei Tage vor der Gewinnung kein Fleisch essen dürfen. Nehmen Sie dann die vom Arzt erhaltenen Gefäße zum Befüllen!
Zum Nachweis unsichtbaren (okkulten) Blutes im Stuhl bekommen Sie Briefchen mit Testfeldern mit, auf die Sie an drei Tagen winzige Proben Stuhl auftragen sollen.

Urinabgabe, Sammeln von Urin

Substanzen, die der Körper über den Urin ausscheidet, werden im Labor bestimmt. Manche Stoffe können in einer einzelnen Urinprobe nachgewiesen werden. Bei anderen interessiert es, welche Menge innerhalb eines ganzen Tages mit dem Urin aus dem Körper entfernt wurde. Dafür muss der sogenannte »24-Stunden-Urin« gesammelt werden. Die Laborbestimmungen werden im zentrifugierten Urin ausgeführt. Danach kann der Bodensatz des Uringefäßes (Urinsediment) unter dem Mikroskop betrachtet werden.

Vorbereitung und Gewinnung

Die Gewinnung ist bei Frauen etwas problematisch, wenn sie gerade ihre Menstruation haben.
Vor dem Wasserlassen sollten Sie sich mit klarem Wasser waschen und dann erst ein bisschen Urin ablassen, bevor Sie ihn im Gefäß auffangen (Mittelstrahlurin).

Im Normalfall werden etwa 20 ml des Morgenurins für die Bestimmungen aufgefangen.
Sammeln des 24-Stunden-Urins: Sie müssen den Urin am Morgen in die Toilette, alle folgenden bis zum nächsten Morgen in das Gefäß ablassen, damit die Werte brauchbar sind. Notieren Sie unbedingt die Uhrzeit des Beginns und die der letzten Abgabe ins Gefäß.

Kleine Laborkunde

Jedes Labor hat mindestens zwei Abteilungen: die klinisch-chemische für Untersuchungen aus Serum und Urin und die hämatologische Abteilung, wo die Zusammensetzung des Blutes als solches, die Verteilung der einzelnen Blutbestandteile und die Gerinnung beurteilt werden. Außerdem gibt es weitere Spezialabteilungen.

Normalwerte und Einheiten

Um Laborwerte interpretieren zu können, muss erst einmal geklärt werden, wie Werte bei einem repräsentativen Querschnitt der gesunden Bevölkerung aussehen. Erst dann kann rechnerisch ein sogenannter Norm- oder Referenzbereich ermittelt werden, in dem aller Voraussicht nach die Werte der meisten gesunden Menschen liegen werden. Es gibt aber keine allgemeingültige Aussage darüber, ob ein Wert eine Krankheit belegt oder nicht.
Bei manchen Laborwerten möchte man nur feststellen, ob der gesuchte Stoff vorhanden (positiv) oder nicht vorhanden (negativ) ist. Meist ist das Ergebnis »positiv« eher ungünstig, weil es eine krankhafte Veränderung anzeigt.
Die Laborwerte werden in Einheiten angegeben. Die Einheit ist der Zusatz hinter jeder Zahl, der angibt, um welche Vergleichsmengen es sich handelt: 60 mg/dl bedeutet zum Beispiel, dass vom gesuchten Stoff 60 Milligramm pro Zehntelliter (= Deziliter) gemessener Flüssigkeit vorhan-

den sind. Andere Einheiten geben die Aktivität an, so beispielsweise bei Enzymen: Gemessen wird, wie schnell ein Enzym eine spezielle Substanz umbauen kann. Die Maßeinheit ist U/l (Units = Einheiten pro Liter). Seit 2003 gelten EU-verbindlich bei 37 °C gemessene Werte.

Was ist normal an Normalwerten? Lieber »Referenzwerte«!

Der Begriff »Normalwert« ist missverständlich, da letztlich niemand festlegen kann, was »normal« ist. Deswegen spricht man heute lieber vom »Referenzwert«. Referenzwerte sind abhängig von den speziellen Untersuchungsmethoden des Labors. Die Referenzwerte ändern sich, wenn zum Beispiel eine neue Untersuchungsmethode oder andere Substanzen bei der Untersuchung zum Einsatz kommen. Sollten unsere Angaben von Ihren abweichen, so gilt letztlich immer der Referenzwert, der auf dem Untersuchungsblatt Ihres Labors angegeben ist! Unsere Referenzwertangaben beziehen sich zum größten Teil auf die Jubiläumsausgabe von »Labor und Diagnose« von Prof. Dr. med. Lothar Thomas, 7. Auflage 2008.

Kontrollen für Qualität und Sicherheit

Der Arzt ist meist derjenige, der weiß, ob ein Laborwert überhaupt zu den Beschwerden und dem Befinden seines Patienten passt. Stellt er fest, dass ein Wert stark von den anderen Ergebnissen abweicht, wird er eine zweite Bestimmung veranlassen. Da Laborwerte mit komplizierten Geräten erstellt werden, müssen alle Ergebnisse nach »Ausreißern«, also besonders hohen oder niedrigen Werten durchforstet sowie mit Vorwerten des Patienten verglichen werden. Ergebnisse außerhalb des Referenzbereichs werden sofort wiederholt (»Doppelbestimmung«). Zur weiteren Kontrolle von Analyseautomaten müssen verschiedene Kontrolllösungen gemessen werden.

Häufig verwendete Abkürzungen

- **AMY** → Pankreas-Amylase, S. 78
- **BGA** → Blutgasanalyse, S. 36
- **BILD/BILI/BILG** → Bilirubin, S. 35
- **BSG/BKS** → Blutsenkungsgeschwindigkeit, S. 42
- **BZ** → Blutzucker, S. 42
- **Ca** → Calcium, Kalzium, S. 70
- **CHO** → Cholesterin, S. 46
- **CO_2/pCO_2** → Blut-Kohlendioxid, S. 36
- **Cra/Krea** → Creatinin, S. 48
- **Diff** → Differenzialblutbild, S. 51
- **Elpho/Elphor** → Elektrophorese (Eiweiß-), S. 54
- **Ery** → Blutkörperchen, rot, S. 39
- **Fe** → Eisen, S. 53
- **Fib** → Fibrinogen, S. 54
- **GE** → Gesamteiweiß, S. 57
- **Hb** → Hämoglobin, S. 60
- **Hk/Hkt** → Hämatokrit, S. 59
- **Hsre** → Harnsäure, S. 61
- **Hst** → Harnstoff, S. 61
- **INR** → Quick, S. 68
- **K/K^+** → Kalium, S. 70
- **Leuco** → Blutkörperchen, weiß, S. 39
- **Mg** → Magnesium, S. 73
- **Mono** Monozyten, s. → Blutkörperchen, weiß, S. 39
- **Na** → Natrium, S. 75
- **Neutro** Neutrophile Granulozyten, s. → Blutkörperchen, weiß, S. 39
- **NH_3** → Ammoniak, S. 33
- **O_2/pO_2** → Blut-Sauerstoff, S. 36
- **Prot** → Gesamteiweiß, S. 57
- **Reti** Retikulozyten, s. → Blutkörperchen, rot, S. 39
- **Rf** → Rheumafaktoren, S. 81

Offizielle Abkürzungen wie GOT stehen unter »Laborwerte von A–Z« ab S. 27. Ansonsten fragen Sie bitte Ihren Arzt.

Grundbegriffe im Überblick

Labormedizinischer Grundkurs

Laborwerte verstehen heißt, die Aufgabe der gemessenen Stoffe im Körper zu überblicken. Viele davon können unter labormedizinischen Grundbegriffen (alphabetisch) zusammengefasst werden. Wir beschreiben Wissenswertes über jene, die im Kompass auftauchen.

Antigene/Antikörper, Allergene

Das Immunsystem kann genau zwischen körpereigenen und körperfremden Stoffen unterscheiden. Körpereigene Abwehrstoffe (Antikörper) bekämpfen körperfremde (Antigene, wie Bakterien, Viren, Allergene). Ein Antikörper beseitigt sein ganzes »Leben« lang nur eine einzige Art von Antigenen. Gegen dieses ist der Körper dann immun, das heißt, es kann, falls es wieder auftauchen sollte, sehr schnell und wirkungsvoll vernichtet werden. Bei einer Impfung werden Antikörper gespritzt, oder es wird die Bildung von Antikörpern angeregt (→ Impftiter). Allergene sind Antigene, die eine Allergie, also eine Überempfindlichkeitsreaktion, hervorrufen. Dabei bilden sich IgE-Antikörper. Bekannte Allergene sind Tierhaare, Pollen oder Nahrungsmittel wie Nüsse etc. Allergene verursachen auch bei häufigem Kontakt nicht bei jedem Menschen eine Antikörperbildung.

Im Labor

Im Blutserum werden entweder Antigene oder Antikörper nachgewiesen, in manchen Fällen auch beides (→ HIV), die Art der Antikörper (→ Immunglobuline) bestimmt. Die Reaktion zwischen passendem Antigen und Antikörper wird im Reagenzglas oder auf Glasplättchen nachgeahmt. Wird ein Antikörper gesucht, setzt man dem Serum unterschiedliche, bekannte Antigene zu. Mit der Folge, dass nur das zum Antikörper passende Antigen verklumpt. Wird ein Antigen gesucht, setzt man dem Serum nun bekannte Antikörper zu.

Bakterien

Bakterien sind mikroskopisch kleine, einzellige Lebewesen. Manche bewegen sich mit Anhängseln (Geißeln) fort. Einige von ihnen sind auf Haut und Schleimhäuten des Magen-Darm-Traktes immer vorhanden und leisten, wie bei der Verdauung, große Dienste. Im übrigen Körper wirken sie oder Bestandteile ihrer Zellwände wie Antigene, wogegen Antikörper gebildet werden (s. S. 14). Manche Bakterien bilden extrem giftige Substanzen (Toxine), wie Tetanus- und Diphtherie-Erreger. Dann wird im Urin von Bakterien aus Nitrat (Salpetersäure) Nitrit gebildet, was nur dann nachweisbar ist. Saure Früchte säuern den Urin an und erschweren das Bakterienwachstum, auch viel Trinken fördert die Heilung bei Harnwegsinfekten.

Im Labor

Bakterien sind direkt im Mikroskop erkennbar oder werden durch Einfärben sichtbar gemacht. Zur genaueren Bestimmung müssen sie auf verschiedenen Nährstoffböden »bebrütet« werden, wo sie sich nur vermehren, wenn sie sich wohlfühlen. Indirekt kann eine Infektion mit bestimmten Bakterien über die entsprechenden Antikörper nachgewiesen werden. Oder man sucht nach Folgen ihres Stoffwechsels wie nach gebildetem Nitrit im Urin.

Blutfette/Fettstoffwechsel

Fette (Lipide) werden als Energievorrat im Körper gespeichert. Sie sind schlecht wasserlöslich und daher im

Blut immer an Eiweiße (Lipoproteine) gebunden. Die wichtigsten im Blut vorhandenen Fette sind: Cholesterin, Triglyceride (Neutralfette) und Fettsäuren. Zu den häufigsten Eiweiß-Fett-Verbindungen gehören HDL- und LDL-Cholesterin (→ Cholesterin).
Wenn eine fetthaltige Mahlzeit schwer verdaulich ist, müssen die Fette erst in kleinste Einheiten gespalten werden, bevor sie aufgenommen werden können. Dafür ist die Pankreas-Lipase zuständig. In der Darmwand entstehen verhältnismäßig riesige Transportformen aus Eiweiß und Fett (Chylomikronen), die über die Lymphgefäße ins Blut gelangen. Auf ihrem Weg zur Leber werden sie durch Enzyme (s. S. 18) abgebaut und weiterverarbeitet.

Im Labor

Fette werden mittels klinisch-chemischer Reaktionen gemessen, bei denen sich Farbveränderungen in der gemessenen Flüssigkeit oder auf dem Teststreifen einstellen. Die Farbtiefe gibt dann auch Auskunft über die vorhandene Menge des gesuchten Stoffs.

Eiweiße/Eiweißstoffwechsel

Eiweiße (Proteine) gehören zu den wichtigsten Bestandteilen lebender Organismen. Sie werden zum größten Teil in Zellen der Leber gebildet; wie sie aussehen müssen, ist in der Erbinformation festgelegt. Eiweiße bestehen aus Aminosäuren, die zum Teil essenziell sind, also vom Köper nicht gebildet werden können und deswegen mit der Nahrung aufgenommen werden müssen.
Alle Antikörper, Enzyme und Gerinnungsfaktoren sind Eiweiße. Hauptvertreter ist das → Albumin, gefolgt von den → Globulinen. Proteine bilden das Stützgewebe des Körpers und dienen in extremen Hungerzeiten als Energielieferant. Außerdem transportieren sie Stoffe im Blut wie Hämoglobin und Transferrin. Als große Moleküle können sie Flüssigkeit aufsaugen, indem sie quellen. Dadurch sor-

gen sie für ein Gleichgewicht zwischen Blut und Gewebe. Gehen krankheitsbedingt Eiweiße aus der Blutbahn verloren, tritt die Flüssigkeit in die Umgebung über und es entstehen Ödeme (Wassereinlagerungen).
Der flüssige Anteil des Blutes, das Plasma, enthält Hunderte verschiedener Eiweiße, deren Bedeutung noch immer nicht vollständig geklärt ist.
Die essenzielle Aminosäure Methionin setzt beim Abbau mittels Vitamin B_6, B_{12} und Folsäure → Homocystein frei, das ausgeschieden werden muss.

Im Labor

- Eiweiße werden auf die gleiche Art wie Blutfette (s. S. 15) nachgewiesen. Dabei erfasst man die meisten Eiweiße als → Gesamteiweiß.
- → Albumin ist ein wichtiger und früher Indikator für Nierenschäden, weil es als kleinstes Einweiß als Erstes aus dem Blutkreislauf über die Niere mit dem Urin verloren geht.
- Bei vielen Erkrankungen ist das normalerweise konstante Verhältnis der einzelnen Eiweiße zueinander verändert. Hierüber gibt dann die → Eiweißelektrophorese Auskunft.
- Mit speziellen Antigen-Antikörper-Reaktionen können einzelne Eiweiße bestimmt werden.

Elektrolyte/Wasserhaushalt

Elektrolyte sind Verbindungen, die in wässriger Lösung in geladene Teilchen (Ionen) zerfallen. Gibt man beispielsweise Kochsalz (= Natriumchlorid) in Wasser, so trennen sich seine Komponenten → Natrium und → Chlorid, und es entsteht ein positiv geladenes Natriumion (Na^+) und ein negativ geladenes Chloridion (Cl^-).
Ein Teil unseres Lebensprinzips basiert auf solchen Vorgängen. Es findet ein ständiger Zerfallen und erneutes Zusammentreffen von Verbindungen statt. Diese Vorgänge

ermöglichen es dem Körper überhaupt erst, aus Nahrung oder Luft Stoffe aufzunehmen und dann für die verschiedensten Stoffwechselvorgänge zu verwenden.
An wichtigen Stellen baut der Körper ein elektrisches Ungleichgewicht auf, um durch einen Ionen-Stromfluss Informationen austauschen zu können. Eine wesentliche Rolle spielen die Elektrolyte Natrium, Kalium, Kalzium, Magnesium, Phosphat und Chlorid – stets in enger Verknüpfung mit Wasser.

Im Labor

Sprüht man verdünntes Blutserum in eine Flamme, entstehen für jedes Elektrolyt charakteristische Farben, deren Farbtiefe man messen kann (Flammenphotometrie). Inzwischen werden Elektrolyte mit klinisch-chemischen Farbreaktionen bestimmt.

Enzyme

Als »Biokatalysatoren« beschleunigen Enzyme chemische Reaktionen im Körper. Und zwar löst jedes genau die Reaktion des zu ihm passenden Stoffes (= Substrat) aus, und keine andere (substratspezifisch). Fällt eines der zahlreichen Enzyme aus oder wird es wegen eines Erbfehlers gar nicht gebildet, reagiert der Körper krankhaft.
Viele Enzyme werden quasi »unfertig«, also als Vorstufe an die Blutbahn abgegeben (Proenzyme). Erst bei Bedarf werden sie umgewandelt.
Gewebsenzyme befinden sich immer im Zellinneren. Sie treten nur dann ins Blut über, wenn die Zelle zerstört wird (s. → AST, ALT). Sekretenzyme werden dagegen von Drüsen aktiv abgegeben, um wie das Enzym Amylase Stärke aus Kartoffeln oder Getreide zu Zucker abzubauen.

Im Labor

Da Enzyme nur einem ganz bestimmten Stoff (Substrat) zur Reaktion verhelfen können, nutzt man diese Eigenschaft zum Enzym-Nachweis. Man gibt dem Untersuchungsmaterial das zum gesuchten Enzym passende Substrat im Übermaß zu, sodass die Reaktion ablaufen kann. Um sie sichtbar zu machen, muss man häufig gleichzeitig noch eine Farbreaktion herbeiführen. Die Farbveränderung entspricht dann der Aktivität des Enzyms (s. dazu auch Einheiten, S. 11).

Gene

Einzelne Abschnitte auf der DNA werden als Gene, Erbanlagen oder Erbfaktoren bezeichnet. In den meisten Gewebszellen befinden sich Zellkerne, die das genetische Material in sich tragen. Dort befinden sich alle Informationen über den Bauplan und die Funktionen der Zellen. Durch Reproduktion, also quasi Kopien, werden die Erbanlagen an die Nachkommenschaft weitergegeben.
Nicht alle Zellen des Körpers enthalten Zellkerne, wie zum Beispiel die → roten Blutkörperchen. Dort könnte also keine DNA zur Untersuchung extrahiert werden.
Ein Teil der DNA ist codiert, also aktiv, und deren Information dient zur Herstellung von Proteinen, die wichtige Funktionen im Körper übernehmen. Andere DNA-Abschnitte sind nicht codiert. Sie haben andere Aufgaben. Diese Bereiche dienen in Form von Mikrosatelliten beispielsweise dem → Vaterschaftstest.

Im Labor

Die DNA wird für den Test aus mehreren Zellkernen extrahiert, danach konzentriert und so weit vorbereitet, dass die Gene gesucht und deren genaue DNA-Struktur und Beschaffenheit untersucht werden können.

Gerinnung

Sie schützt den Körper vor Verbluten und Gefäßverstopfung. Tritt eine Verletzung auf, wird der Defekt mit einem

»Blutpfropf« verschlossen, und Blutgefäße ziehen sich zusammen. → Blutplättchen heften sich an das Kollagen der Haut und aktivieren gleichzeitig die Gerinnungsfaktoren (→ Eiweiße). Außerdem aktivieren bestimmte Vorgänge in der Blutbahn die Gerinnung. Das können kleine Verletzungen in der Gefäßwand, ein langsamer Blutfluss oder zu wenig Flüssigkeit in den Gefäßen sein.
Die Gerinnung ist ein kompliziert ineinandergreifendes Auf und Ab, sodass das Blut möglichst gleichmäßig und ungestört fließt. Daran sind diverse Gerinnungsfaktoren beteiligt. Ein Faktor bewirkt dabei die Aktivierung des nächsten. Übermäßige oder fälschliche Gerinnung muss ebenfalls verhindert werden: gerinnungshemmende Stoffe (zum Beispiel AT III, Antithrombin III) lösen laufend spontane Pfropfbildungen (Gerinnsel) auf.
Gerinnungshemmende Medikamente wie zum Beispiel Cumarinderivate oder Heparin greifen an speziellen Stellen des Ablaufs ein.
Deren Wirkung wird mit Bestimmung des → INR (etwa bei Marcumar) und PTT bei Heparinspritzen genau kontrolliert.

Im Labor

Gemessen wird meist → INR (Quick). Bei speziellen Fragestellungen wie bei immer wiederkehrenden Gerinnselbildungen oder -verschleppungen (Thromboembolien) interessieren auch AT III, Fibrinogen, PTT und PTZ.
Zum Testen des Gerinnungsvorgangs wird die Gerinnung im abgenommenen Blut schon im Röhrchen mit speziellen Substanzen blockiert, im Labor wieder aktiviert und dann die Dauer gemessen, bis die Gerinnung erfolgt.

Gewebe und Zellen

Gewebe besteht aus Zellen, die fest verbunden ganz spezielle Aufgaben lösen. Sie bilden die Haut, die Nerven, die Organe, alles, was dem Körper seine Form und Funktion

gibt. Auch das Blut bildet ein Organ, allerdings aus Zellen, die nicht fest verbunden sind.
Mithilfe von Gewebeproben oder abgestoßenen Zellen können Veränderungen der Gewebszellen in Form, Größe, Zusammenstellung und Häufigkeit auf Gutartigkeit (benigne) oder Bösartigkeit (maligne) beurteilt werden. Außerdem kann man mit speziellen Nachweismethoden Ablagerungen beispielsweise von Eisen, Kupfer oder Eiweißstoffen (Amyloid) erkennen.

Im Labor

Gewebeproben werden entweder schockgefroren oder mit Wachs (Paraffin) umgossen und hinterher in feinste Scheiben geschnitten. Diese zieht man auf Glasplättchen auf, färbt sie und betrachtet sie dann unter dem Mikroskop. Dr. Papanicolaou entwickelte eine nach ihm benannte Färbung, mit der man Zellen des Gebärmutterhalses untersucht, um so das Krebsrisiko einschätzen zu können.

Hormone

Hormone sind chemische Botensubstanzen, die wichtige Stoffwechselvorgänge regeln und, zum Teil an Eiweiße gebunden, über die Blutbahn transportiert werden. Sie wirken bereits in winzigen Mengen.
Einige Hormone sind Eiweiße, die von Einzelzellen oder Geweben (endokrine Drüsen) gebildet werden, um anderen Zellen oder Organen Informationen zu übermitteln. Sie heften sich an sogenannte Hormonrezeptoren auf den Zelloberflächen der Organe, so beispielsweise die → Schilddrüsenhormone. Andere, die sogenannten Steroide, zeichnen sich durch einen ganz bestimmten Aufbau ihrer Moleküle aus. Sie binden sich an sogenannte Rezeptoren im Zellinnern und wirken dann im Kern.
Solche Hormonrezeptoren werden von bestimmten Zellen ausgebildet und können auch krankhaft vermindert sein. Die betreffenden Hormone können dann nicht wirken.

Im Labor

Da Hormone nur in winzigen Mengen im Blutserum vorhanden sind, muss man sich für deren Bestimmung mit einem Trick behelfen: Dem gesuchten Hormon (Antigen) werden identische, aber radioaktiv markierte Stoffe (»heiße Antigene«) im Serum beigemischt. Gibt man dann zum Antigen passende Antikörper hinzu, wetteifern die Antigene um freie Antikörper, um sich daran zu binden. Dabei ist die Menge der Antigene entscheidend für den Erfolg: War im Serum mehr »Patienten-Hormon« als »heißes Antigen« vorhanden, konnten sich auch mehr »Patienten-Hormone« an Antikörper binden. Umgekehrt konnten sich viele »heiße Antigene« binden, wenn wenige Hormone des Patienten im Serum vorhanden waren.
Die messbare Radioaktivität gibt nun Auskunft darüber, wie viel gesuchtes Hormon vorhanden ist (RIA = Radio-Immuno-Assay). Auf ähnliche Weise kann umgekehrt nach Antikörpern gesucht werden. Antigene können statt mit Radioaktivität auch mit Enzymen markiert werden (ELISA = enzyme-linked immunosorbent assay).

Mineralstoffe

Hierbei handelt es sich um chemische Stoffe, die der Körper nicht selbst herstellen kann, die aber lebensnotwendig und damit essenziell sind.
Als Mengenelemente bezeichnet man die in großen Mengen vorkommenden Elektrolyte (s. S. 17).
Spurenelemente (s. S. 24) kommen in kleinsten Mengen vor und werden auch nur in kleinsten Mengen aufgenommen. Einige davon sind dennoch enorm wichtig. Fehlen sie, gerät der Stoffwechsel durcheinander, und es kann zu schwerwiegenden Erkrankungen kommen.

Im Labor

Mineralstoffe werden als Elektrolyte oder Spurenelemente nachgewiesen.

Parasiten und Pilze

Parasiten nennt man Lebewesen, die auf Kosten anderer existieren. Sie benötigen einen oder mehrere Wirte unbedingt, um zu überleben oder mehrere Entwicklungsstadien zu durchlaufen. So dienen oft Insekten (wie Stechmücken) oder Nagetieren (wie Ratten) als Zwischenwirte, in denen sich die Jugendstadien entwickeln.
Dazu gehören Bakterien, Viren, Pilze sowie pflanzliche und tierische Parasiten (Würmer, Insekten). Im medizinischen Sprachgebrauch bezeichnet der Begriff die beiden letztgenannten Gruppen. Parasiten schädigen die Wirte meistens, weil sie deren Wohlbefinden, Wachstum oder Ähnliches beeinträchtigen oder lebensbedrohlich sind. Erst wenn die ganz oder teilweise erwachsenen Parasiten in den Körper eines anderen Tieres oder des Menschen gelangen, verursachen sie Krankheitszeichen (wie etwa bei → Malaria).
Einige Pilze, wie Schimmelpilze, können dem Menschen nur dann gefährlich werden, wenn sein Immunsystem zum Beispiel durch eine andere schwere Krankheit oder eine gewollte Immununterdrückung (beispielsweise bei Knochenmarksübertragung) bereits geschwächt ist. Andere, wie Hautpilze, verursachen auch beim sonst gesunden Menschen krankhafte Veränderungen.

Im Labor

Würmernachweis im Stuhl: Abgestoßene Glieder sind mit bloßem Auge sichtbar, Wurmeier unter dem Mikroskop. Bei Wurmbefall reagiert das Immunsystem. Dadurch erfogt der Nachweis von IgE oder Antigenen (s. S. 14). Läuse und Wanzen werden häufig über das Beschwerdebild nachgewiesen, → Malariaparasiten (Plasmodien) sind während des Fieberschubs im Blut erkennbar.
Ein Pilznachweis oder eine Artbestimmung geschieht über abgeschabtes Gewebe am Rand des Krankheitsherdes auf der Haut oder dem Nagel; in Abstrichen, Auswurf oder Punktaten. Unter dem Mikroskop sind Pilze gut sichtbar.

Spurenelemente

Mineralstoffe, die im Körper in winzigen Mengen vorkommen, heißen Spurenelemente. Einige davon sind lebenswichtig, wie Eisen, Kupfer, Selen und Zink. Sie werden über Trinkwasser, Atemluft oder Nahrung aufgenommen. Fehlen sie, führt das zu Mangelerscheinungen. Eisenmangel verursacht zum Beispiel eine Anämie (Blutarmut).
Andere Spurenelemente wie Arsen, Blei oder Quecksilber sind giftig, wenn man von ihnen zu viel aufnimmt. Auch notwendige und in richtiger Dosis aufgenommene Spurenelemente können giftig wirken, wenn sie nicht abgebaut werden. So kann es eine genetische Störung erschweren, Kupfer abzubauen, und es kommt zur sogenannten Kupferspeicherkrankheit. Aber auch die lebenswichtigen Spurenelemente können schädigen, wenn sie im Übermaß aufgenommen werden. So kann ein Zuviel an → Selen Diabetes begünstigen, ein Zinküberschuss führt zu Übelkeit, Erbrechen, Haarausfall und Blutarmut.
In einer ausgewogenen Mischkost mit viel Gemüse und Vollkornprodukten sind Spurenelemente ausreichend vorhanden. Nur Selen stellt hier eine Ausnahme dar, weil die Böden zunehmend selenärmer werden.

Im Labor

Die meisten Spurenelemente werden wie bei Blutfetten beschrieben (s. S. 15) bestimmt.

Viren

Viren sind kleiner als Bakterien und mit einem normalen Mikroskop nicht mehr zu erkennen. Leben können sie nur, wenn sie »Wirtszellen« finden, die ihnen bei Stoffwechselleistungen und der Vermehrung unfreiwillig behilflich sind. Meist können sie nur ganz spezielle Zellen befallen. Sie sind also »wirtsspezifisch«. Sie erzeugen unterschiedlichste Erkrankungen, vom einfachen Schnupfen bis zu schweren Allgemeinerkrankungen. Es ist mittlerweile belegt, dass bestimmte Viren die Wirtszellen entarten lassen, wodurch Krebs entstehen kann.

Im Labor

Viren im Körper verursachen die Bildung von Antikörpern, welche nachgewiesen werden können.
Die Anzucht von Viren ist schwieriger als die von Bakterien, weil sie lebende Zellen brauchen, um wachsen und sich vermehren zu können. Früher musste man Tiere dafür verwenden, heute kann man sich mit sogenannten Zellkulturen aus angezüchteten Zellen oder »Bruteiern« behelfen. Manche Viren sind auch gar nicht anzüchtbar, wie Hepatitis-B-Viren. Dann wird das »Antigen«-Virus mithilfe bekannter Antikörper gesucht (s. Antigene, S. 14), oder die Erbsubstanz »Nukleinsäure« wird nachgewiesen. Eine moderne Methode ist die PCR (Polymerasekettenreaktion), bei der sehr geringe Virusmengen so vermehrt werden, dass sie leicht nachweisbar sind.

Vitamine

Vitamine sind lebensnotwendige Stoffe, die der Körper in der Regel nicht selbst herstellen kann. Sie müssen mit der Nahrung aufgenommen werden. Manche Vitamine wie das Biotin werden auch von Darmbakterien hergestellt. Vitamine werden in zwei Gruppen eingeteilt: fettlösliche (A, D, E, K) und wasserlösliche (B-Vitamine und C). Die fettlöslichen können im Körper, vor allem in der Leber, gespeichert werden, die meisten wasserlöslichen nicht. Nimmt man zu viele fettlösliche Vitamine auf, kann es aufgrund einer Überdosierung zu Beschwerden kommen.

Im Labor

Manche Vitamine sind mit klinisch-chemischen Methoden, wie auch die Blutfette (s. S. 15), nachweisbar. Andere mit dem Antigen-Antikörper-Prinzip wie Hormone (s. S. 21).

Zuckerstoffwechsel

Mit der Nahrung nehmen wir normalerweise viele Kohlenhydrate zu uns. Sie werden, je nachdem, wie sie aufgebaut sind, in Einfachzucker (Glukose), Mehrfachzucker, Stärke oder Glykogen eingeteilt. Im Innern des Dünndarms werden sie vor allem von dem Enzym → Pankreas-Amylase zerlegt und gelangen dann in die Blutbahn. Im Blut herrscht immer ein bestimmter Blutzuckerspiegel (zirka 100 mg/dl), der wichtig für das Überleben der Zellen ist. Damit auch nach der Nahrungsaufnahme schnell wieder der normale Blutzuckerwert erreicht ist, schüttet die Bauchspeicheldrüse (Pankreas) → Insulin aus. Es ebnet dem Blutzucker den Weg in die Zellen. Fehlt es, kann der Zucker die Zellwände nicht überwinden und damit nicht in die Zellen gelangen. Der Blutzucker steigt an (Hyperglykämie), bis es zu schweren Krankheitserscheinungen kommt.

Diabetiker können sich zum Beispiel mit einem Insulin-Pen selbst nach Bedarf Insulin spritzen. Die winzige Nadel ist fast schmerzfrei zu injizieren, und das Vorratsgefäß ist im Pen integriert. Das Insulin muss also nicht jedes Mal neu aufgezogen werden, wie bei einer Spritze. Die Blutzuckerselbstkontrolle ist dafür außerordentlich wichtig und erfordert ein hohes Maß an Disziplin, um Blutzuckerschwankungen zu vermeiden. Wichtig ist jeweils der aktuelle → Blutzuckerwert sowie der alle paar Wochen vom Arzt kontrollierte Durchschnittsglukosewert (früher HbA_{1c}-Wert; s. auch → Blutzucker und → Hämoglobin).

Im Labor

Der → Blutzucker wird mit einer klinisch-chemischen Farbreaktion bestimmt wie auch die Blutfette (s. S. 15). Für den Selbsttest von Blutzucker durch den Patienten gibt es Teststreifen für Glukose und kleine Messgeräte, die die Farbtiefe der Farbreaktion messen.

Laborwerte von A–Z

Bedeutung, Referenzwerte und Veränderungen

Viele Laborwerte erhalten ihre Bedeutung erst im größeren Zusammenhang. Daher verweisen wir neben der Laborwertbezeichnung teils auch auf Erklärungen aus dem Kapitel »Grundbegriffe im Überblick« (ab S. 14). Bei den Einheiten stehen zum Teil erst die internationalen, dann in Klammern die früher und oft auch heute noch üblichen.

ZEICHENERKLÄRUNG

negativ = nicht vorhanden
positiv = vorhanden
→ = Begriffe mit diesem Zeichen werden ebenfalls in diesem Kapitel erklärt. Sie sind alphabetisch sortiert.

Adrenalin (Katecholamine)

- vor allem im Nebennierenmark gebildet: Es steigert bei Stress, Angst, Aufregung, Sport, manchmal durch Medikamente Puls, Blutdruck und körperliche Anspannung; Stress entsteht, Folgen sind kalter Schweiß, Zittern, Schwäche, längerfristig Unterzuckerung, Bluthochdruck
- Kaffee, Tee, andere koffeinhaltige Getränke, Nüsse, Bananen, Vanille, Zitrusfrüchte, Käse senken den Wert
- adrenalinbildender Tumor (Phäochromocytom oder bei Kindern Neuroblastom) verursacht Dauerstress
- Vanillinmandelsäure (VMS) ist ein Abbauprodukt von diesem Hormon (s. S. 21)
- **Nachweis dient** der Ursachensuche für Bluthochdruck

Wo messbar?
- in Plasma oder 24-Std.-Urin
- Vanillinmandelsäure im 24-Std.-Urin

Referenzwerte
- Plasma: 0,02–0,45 nmol/l (3,6–81,8 ng/l)
- Urin VMS: Erwachsene bis 6,8 mg/Tag
- Urin Adrenalin: 0,15 µmol/Tag (‹27 µg/Tag)

AFP (Alpha-Fetoprotein)

- vom Embryo gebildetes Eiweiß (s. S. 16): ab der vierten Schwangerschaftswoche in Fruchtwasser und Blut der Mutter nachweisbar
- nur in geringen Mengen beim Erwachsenen
- einer der wenigen → Tumormarker, die sowohl zur Erkennung von Tumoren als auch der Therapiekontrolle dienen
- AFP-Werte verändern sich bei Schwangerschaft (insbesondere von Zwillingen), Entwicklungsstörungen oder Trisomie 21 des Embryos sowie Leber-, Magen-Darm- und Keimzelltumoren, die, wie auch embryonales Gewebe, dieses Eiweiß bilden
- **Nachweis dient** der Beobachtung einer bestehenden Schwangerschaft; bei Nichtschwangeren und Männern als → Tumormarker

Wo messbar?
- in Fruchtwasser (Punktat) und Serum

Referenzwerte
- Schwangere in 16. Woche: ‹69 U/ml
- Schwangere in 21. Woche: ‹ 141 U/ml
- Nichtschwangere/Männer: ‹7 U/ml (10 µg/l)

Albumin

- Hauptvertreter der Eiweiße (s. S. 16); es bindet Wasser im Gewebe, Blut und Liquor und hält es so im Körper; es transportiert wasserunlösliche Stoffe wie → Bilirubin

- kleinstes Eiweiß, weshalb sein vermehrtes Auftreten wichtiger Indikator für beginnende Nierenschäden ist: Mikroalbuminurie (Ausscheidung kleiner Mengen Albumin) bis ‹200 mg/l mit dem Urin, Makroalbuminurie bei ›200 mg/l; s. auch → Eiweißelektrophorese
- lange Fußmärsche, schwere körperliche Arbeit, Sport, Stress, Kälteeinwirkung sowie Schäden des Nierengewebes, Leberzirrhose, Diabetes mellitus, Verbrennungen und Tumoren verändern die Albuminwerte
- kann als Volumenersatz beispielsweise bei Blutverlusten zugeführt werden
- **Nachweis dient** dem Leberfunktionstest und als Hinweis auf Nierenschäden, insbesondere als deren Früherkennung bei Diabetes

Wo messbar?

- in Serum, erster Morgenurin, 24-Std.-Urin, auch als Teststreifentest für Urin

Referenzwerte

- Serum: bis 60 Jahre 35–53 g/l; ›80 J 31–45 g/l
- Urin: ‹30 mg/l
- 24-Std.-Urin: ‹30 mg/Tag

Aldosteron

- in der Nebennierenrinde (stimuliert durch → Renin) gebildetes Hormon (s. S. 21): Es bewirkt, dass die Nieren weniger → Natrium ausscheiden, dadurch Wasser zurückhalten, was den Blutdruck reguliert
- verstärkte Zufuhr von Kochsalz mit der Nahrung senkt den Aldosteronwert
- **veränderte Werte bei** wassertreibenden Medikamenten, Abführmitteln, »Pille«, Cortison, Magensäureblockern
- Erkrankungen der Nebennierenrinde oder der Nieren beeinflussen den Aldosteronspiegel ebenfalls
- **Nachweis dient** der genauen Ursachenabklärung bei Bluthochdruck

Wo messbar?

- in Serum oder 24-Std.-Urin (wird mit dem Urin ausgeschieden)

Referenzwerte

- je nach Labormethode andere Werte; von Körperhaltung, Tageszeit, (bei Kindern) vom Alter abhängig
- liegend: <400 pmol/l (<145 ng/l)
- stehend: <790 pmol/l (<285 ng/l)

Alkoholdiagnostik

Trinkt eine Frau pro Tag mehr als 40 g reinen Alkohol bzw. ein Mann mehr als 60 g, spricht man laut World Health Organization (WHO) von einem »hochriskanten Konsum«, der unweigerlich zur Alkoholabhängigkeit führt. Wird nicht täglich, sondern unregelmäßig getrunken, dann ist die Wochenmenge von 280 g/420 g reinen Alkohols hochriskant.

Wird regelmäßig viel Alkohol konsumiert, gewöhnt sich die Leber an das Zellgift Alkohol, sie kann immer mehr davon verarbeiten (Toleranzphase), bis sie irgendwann so zerstört ist, dass sie nach Jahren ihren Dienst versagt. Anfangs lagert die Leber Fett ein, später wird sie zu Bindegewebe umgebaut (Leberzirrhose). Sie besitzt dann kaum mehr Zellen, die den Körper entgiften. Dies führt zu erheblichen körperlichen und psychischen Beschwerden.

- 1 l Bier = 40 g reiner Alkohol (Ethanol), 1 l Wein = 80 g, Longdrink, Cocktail = 12 g, 1 l Schnaps = 300 g
- **Ethanol im Blut** (Blutalkohol): zeigt die momentan bestehende Alkoholkonzentration im Blut an, aber nicht die Dauer oder Häufigkeit des Alkoholkonsums; Personen, die bei einem Wert von >1,5 ‰ nicht betrunken wirken, gelten als alkoholabhängig, da eine solche Menge normalerweise betrunken macht
- **CDT** (Carbohydrate Deficient Transferrin): steigt bei dauerhaftem Alkoholkonsum an, normalisiert sich

nach zirka zehn Tagen Abstinenz wieder; kann auch bei anderen Lebererkrankungen erhöht sein; der bislang sicherste Marker für chronische Alkoholabhängigkeit; Schwangerschaft, Leberinsuffizienz, Epileptikaeinnahme erhöhen den CDT-Wert auf »falsch positiv«, also ohne Bezug zum Alkoholkonsum
- → **Gamma-GT**: bei regelmäßig starkem Alkoholkonsum erhöht, sinkt nach fünf Wochen Abstinenz wieder; auch bei anderen Störungen der Leber oder durch Medikamente erhöht
- → **MCV**: Die Höhe ist abhängig von Trinkmenge und -häufigkeit; ein normaler MCV schließt einen chronischen Alkoholabusus zu 80 % aus
- **Nachweis dient** der Erkennung von akutem oder chronischem Alkoholkonsum und daraus folgender Leberschädigung

Wo messbar?
- Blutalkohol, MCV im Vollblut, Gammat-GT, CDT im Serum

Referenzwerte
- Ethanol im Blut: 0–0,5 ‰ keine Alkoholisierung, 0,5–1,5 ‰ leichte Trunkenheit, 1,5–2,5 ‰ mittlere Trunkenheit, 2,5–3,5 ‰ schwere Trunkenheit, >3,5 ‰ schwerste Trunkenheit
- CDT: <1,2 %; 1,3–1,6 % Kontrolle in 3–4 Wochen sinnvoll
- → Gamma-GT, → MCV

Allergiediagnostik

- meist eine Kombination aus Bluttest (IgE) und verschiedenen Hauttests
- Allergen (s. Antigene/Antikörper, S. 14) heißt die für die Beschwerden verantwortliche Substanz, zum Beispiel Hundehaar, Pollen
- normale IgE-Werte schließen eine Allergie niemals aus
- **Nachweise dienen** der Bestimmung des für die Beschwerden verantwortlichen Allergens

Wo messbar?
- → Immunglobuline, vor allem IgE im Serum
- Hauttests: Einreiben, Einritzen, Einspritzen des Allergens

Referenzwerte
- Gesamt-IgE: abweichende Werte ja nach Labormethode
- spezifisches IgE: je nach Allergen abweichende Werte in kU/l, Vergleich von Ergebnissen nur zwischen Labors mit gleicher Methode möglich
- Hauttests: Rötung, Quaddeln, Jucken an Kontaktstelle

ALP (AP, Alkalische Phosphatase)

→ Phosphatasen

ALT (Alanin-Amino-Transferase, früher GPT)

- vor allem in Leberzellen vorhandenes Enzym (s. S. 18), von wo es bei Zellschädigungen frei wird und vermehrt ins Blut gelangt
- **Nachweis dient** der Erkennung von Leberzellschädigungen, zum Beispiel durch Alkohol oder zahlreiche Medikamente, sowie Lebererkrankungen

Wo messbar?
- im Serum

Referenzwerte
- Frauen: <35 U/l
- Männer: <50 U/l

Amalgam

Amalgam ist eine Quecksilberlegierung, die wegen guter physikalischer Eigenschaften und geringem Preis seit dem 19. Jahrhundert verwendet wird. Doch es ist von Beginn an wegen möglicher Gesundheitsgefährdung umstritten.

- Quecksilber (→ Schwermetall) kann durch Kauen, aber auch bei Kombination verschiedener Metalle (zum Beispiel Amalgam und Gold im Mund) freigesetzt und ein Teil davon womöglich aufgenommen und in Leber oder Niere angereichert werden
- je mehr Plomben, umso höher kann die Belastung sein
- ein Absaugsystem bei Plombenentfernung reduziert die Aufnahme frei werdender Amalgamverbindungen
- **Nachweis von** Quecksilberfreisetzungen

Wo messbar?
- im Speichel: Ruhewert nach dem Schlafen und Belastungswert nach zehnminütigem Kauen
- im Vollblut

Referenzwerte
- im Speichel: bis 40 µg/l
  Unterschied zwischen Ruhe- und Kauwert
- im Blut: bis 5 µg/l

Ammoniak

- entsteht unter anderem beim Eiweißabbau durch Bakterien im Darm, gelangt dann ins Blut, wird in der Leber zu → Harnstoff abgebaut
- Ammoniak ist verändert bei Virus-Hepatitis (Leberentzündung), Vergiftung oder Leberzirrhose im Endstadium
- **Nachweis dient** der Erkennung schwerer Leberschäden

Wo messbar?
- im Plasma

Referenzwerte
- Erwachsene: 16–53 µmol/l (27–90 µg/dl)
- Kinder: große Schwankungsbreite je nach Alter

Amylase (Alpha-Amylase)

→ Pankreas-Amylase

AST (Aspartat-Amino-Transferase, GOT)

- vor allem in Zellen von Herz, Leber, Muskeln und Nieren vorhandenes Enzym (s. S. 18), von wo es bei Zellschädigungen freigesetzt wird und vermehrt ins Blut gelangt
- **erhöhte Werte bei** Alkoholkonsum und Einnahme von zahlreichen Medikamenten
- **Nachweis dient** der Erkennung von Zellschädigungen von Leber und Nieren sowie bei Muskelschäden

Wo messbar?
- im Serum

Referenzwerte
- Frauen: weniger als 35 U/l
- Männer: weniger als 50 U/l

AT III (Antithrombin III)

- Gerinnungsfaktor, der verhindert, dass Gerinnung (s. S. 19) ununterbrochen bzw. an falscher Stelle abläuft
- die Einnahme der »Pille« vermindert, die Einnahme von Marcumar erhöht den AT-III-Wert
- **veränderte Werte auch bei** familiärem AT-III-Mangel, Gallenstau, Blutvergiftung, Leberschäden, größeren Gerinnselbildungen (Thrombosen) und Erkrankungen, die viele Gerinnungsstoffe gleichzeitig binden (Verbrauchskoagulopathie)
- **Nachweis dient** der Erkennung wiederkehrender Gerinnselbildung und -verschleppung (Thromboembolien) und der Untersuchung bei erfolgloser Therapie mit Gerinnungshemmer Heparin

Wo messbar?
- im Plasma

Referenzwerte
- Plasma: 80–130 % (vom »Normal«-Plasma)

Autoantikörper (Auto-Ak)

- gegen den eigenen Körper gerichtete Antikörper (s. Antigene/Antikörper, S. 14)
- Ursache der Antikörperbildung oft unbekannt
- Erkrankungen, bei denen Autoantikörper auftreten, heißen Autoimmunkrankheiten (auto = selbst)
- abwehrunterdrückende Medikamente verringern Auto-Ak.
- **veränderte Werte bei** Autoimmun- und rheumatischen Krankheiten (→ Rheumafaktoren)
- **Nachweis dient** der Abschätzung der Krankheitsausprägung und des Verlaufs

Wo messbar?
- im Serum

Referenzwerte
- je nach Autoantikörper verschiedene Titer

Bilirubin/Urobilinogen

- entsteht beim Blutfarbstoff-(→ Hämoglobin-)Abbau; außerhalb der Leber wird es von → Albumin transportiert (unkonjugiertes Bilirubin) und mit der Galle in den Darm ausgeschieden (direktes Bilirubin), wo es den Stuhl färbt
- wird es nicht ausgeschieden, gelangt es vermehrt ins Blut; Augenweiß und Haut werden gelb (Gelbsucht)
- leichte Gelbsucht in den ersten Lebenstagen ist normal
- **veränderte Werte durch** Medikamente, die von der Leber abgebaut werden, sowie durch übermäßigen Abbau roter Blutkörperchen, Leberfunktionsstörungen, Gallenstau, zum Beispiel aufgrund von Gallensteinen und Entzündungen der Gallenwege
- **Nachweis dient** der Diagnostik einer Gelbsucht; auch bei Neugeborenen mit fortbestehender Gelbsucht

Wo messbar?
- in Serum (lichtgeschützt) und Urin

Referenzwerte

- Serum: Gesamt-Bilirubin:
  Neugeborene 4.–6. Tag: bis 216 µmol/l (12,6 mg/dl)
  Kinder und Erwachsene: 2–21 µmol/l (0,1–1,2 mg/dl)
- Serum: konjugiertes Bilirubin: bis 2 µmol/l (0,1 mg/dl)
- Urin: Bilirubin und Abbauprodukt Urobilinogen: negativ

Blutbild

- **Kleines Blutbild**: Bestimmung von roten und weißen → Blutkörperchen, → Blutplättchen, → Hämoglobin, → Hämatokrit, → MCH, MCHC, MCV
- **Großes Blutbild**: kleines Blutbild plus → Differenzialblutbild

Wo messbar?

- im ungerinnbar gemachten Vollblut

Referenzwerte

- siehe bei den jeweiligen Einzelwerten

Blutgase: Blut-Kohlendioxid, -Sauerstoff und Blut-pH (Blutbasen)

- in der Lunge wird Sauerstoff aufgenommen, von roten → Blutkörperchen zu den Zellen transportiert, Kohlendioxid entsteht, das von der Lunge abgeatmet wird
- wenig Kohlendioxid im Blut verlangsamt die Atmung bis zum Stillstand, viel Kohlendioxid beschleunigt sie
- flaches und häufiges Luftholen (Hyperventilation) senkt Blutkohlendioxid und Atemantrieb
- wiederholtes tiefes Luftholen erhöht den Sauerstoffgehalt, Aufenthalt in großen Höhen senkt ihn
- überschüssige Säuren im Blut müssen mit Basen (zum Beispiel Bicarbonat) abgepuffert werden; Abweichungen der Blutgase sind lebensgefährlich; Basenüberschuss bezeichnet, ob zu viele oder zu wenige Basen im Blut zirkulieren; »null« = ausgeglichen

- **veränderte Werte bei** Atemwegs-, Herz-Kreislauf- und Stoffwechselerkrankungen, da Atmung und Stoffwechsel eng verknüpft sind
- **Nachweis dient** der Kontrolle von Atemregulation und Stoffwechselfunktion

Wo messbar?

- in frischem arteriellem Blut oder Kapillarblut

Referenzwerte

- Blutgase und Blut-pH nur gemeinsam aussagekräftig
- Kohlendioxid-Partialdruck (pCO_2):
  Frauen: 32–43 mmHg; Männer: 35–46 mmHg
- Sauerstoffpartialdruck: 71–104 mmHg
- Blutbasen: 21–26 mmol/l
- pH im Blut: 7,37–7,45
- Basenüberschuss: –2 bis + 3 mmol/l

Blutgruppen

- werden unterschieden je nach Beschaffenheit der Oberfläche der roten → Blutkörperchen, die vererbt werden; die wichtigsten sind Merkmal A und B
- Blutgruppe 0: keines der Merkmale, Blutgruppe A bzw. B: nur Merkmal A oder B
- Blutgruppe AB: beide Merkmale
- zusätzlich ist das Merkmal D (Rhesus-Faktor) vorhanden (Rhesus-positiv) oder nicht vorhanden (Rhesus-negativ)
- die Merkmale wirken wie Antigene (s. S. 14); überträgt man Blut der falschen Blutgruppe, kann es, abhängig vom Blutgruppenmerkmal, sofort oder bei einer weiteren Blutübertragung zu schweren Komplikationen kommen
- **Nachweis dient** der Kontrolle bei Blutübertragungen, ob die Blutgruppen von Spender und Empfänger übereinstimmen, um so schwere Komplikationen zu vermeiden

Wo messbar?

- im Blut

Blut im Stuhl/okkultes Blut im Stuhl

- die Magen-Darm-Schleimhaut blutet z.B. bei Verletzungen oder großem Gefäßdruck, auch Hämorrhoiden, Geschwüre (Analfissuren), Darmausstülpungen (Divertikel), Schleimhautgeschwülste (Polypen) und Tumore im unteren Darmbereich können bluten
- Blut aus Magen oder Dünndarm färbt Stuhl pechschwarz, aus Enddarm und After hellrot; aus kleinsten Blutungen ist das Blut unsichtbar (okkult), aber nachweisbar
- Fleisch, Wurst, Vitamin-C-reiche Nahrung, Vitamin-C- und Salicylsäure-Präparate täuschen okkultes Blut im Stuhl vor (reagieren mit Testsubstanz wie Blut)
- **Nachweis dient** der Erkennung von Darmblutungen ohne Hinweis auf die Ursache. Ist nur wenig aussagekräftig für die Tumorsuche. Daher künftig Messung sog. Biomarker, also „Steckbriefen" der Tumorzellen im Stuhl in Form der Erbsubstanz DNA oder bestimmter → Gene

Wo messbar?

- im Stuhl

Referenzwerte

- drei Proben an drei Tagen negativ

Blut im Urin

- bei Nierenschäden, Erkrankungen/Verletzungen von Niere, Harnleiter, Harnblase oder Harnröhre, Nieren- oder Blasensteinen
- **Nachweis dient** der Erkennung von Nierenschäden oder -verletzungen

Wo messbar?

- im Urin

Referenzwerte

- Urin: negativ

Blutkörperchen, rot (Erythrozyten/Retikulozyten)

- die scheibenförmigen, kernlosen Zellen (Erythrozyten) werden im Knochenmark mithilfe von → Eisen, → Vitamin B_{12} und Folsäure gebildet und leben etwa 120 Tage; das → Hämoglobin färbt sie rot, abgebaut werden sie in der Milz
- ein kleiner Anteil enthält Zellkernreste (Retikulozyten)
- Aufgaben: Sauerstofftransport
- viel Flüssigkeit (»Verdünnungseffekt«), vegetarische Ernährung sowie wenig Eisen und Folsäure vermindern die Anzahl der roten Blutkörperchen; körperliches Training oder Aufenthalt in großen Höhen vermehrt sie
- **veränderte Werte auch bei** chronisch verstärkter Blutbildung im Knochenmark, Blutarmut (Anämie) durch starken Abbau, geringere Bildung oder eine zu kurze Lebensdauer der roten Blutkörperchen
- **Nachweis dient** der Feststellung von Bildungsstörungen (in Form und Farbe; → MCH, MCHC, MCV) sowie von Störungen, die die Menge an roten Blutkörperchen verändern (Zählung)

Wo messbar?

- im Blut

Referenzwerte

- Frauen: 4,1–5,1 Mio/µl; Männer: 4,5–5,9 Mio/µl
- Blutausstrich (ein Tropfen Blut auf Glasplättchen verteilt): normal geformte und gefärbte Erythrozyten

Blutkörperchen, weiß (Leukozyten)

- Gruppe von Blutzellen aus Knochenmark und Lymphsystem, die im → Hämatokrit eine weiße Schicht bilden (gr. leukos = weiß)
- es gibt Granulozyten, Lymphozyten, Monozyten

- **Granulozyten** werden aufgrund ihrer unterschiedlichen Anfärbbarkeit in Neutrophile, Basophile und Eosinophile unterteilt; sie können Zellen fressen (phagozytieren), durch Gewebe wandern und andere Abwehrstoffe aktivieren; sie wehren Tumorzellen, infizierte eigene Zellen sowie körperfremde Stoffe (beispielsweise Mikroorganismen) und Parasiten (wie Würmer) ab
- **Lymphozyten** gibt es in zwei Gruppen:
  B-Lymphozyten entwickeln sich im Knochenmark und produzieren → Immunglobuline
  T-Lymphozyten wehren Viren, Pilze, zum Teil Bakterien und Tumorzellen ab, sind an Allergien und Abstoßung von Fremdgewebe (Transplantat) beteiligt; zu ihnen zählen **Fresszellen** (Killerzellen), **Gedächtniszellen** (erinnern sich an frühere → Antigen-Kontakte, bilden bei erneutem Kontakt Antikörper) und **Helfer-** bzw. **Suppressorzellen** (unterstützen bzw. unterdrücken Infektionsabwehr)
- **Monozyten** sind die größten Leukozyten, sie enthalten Enzyme zur Erregerabwehr, können Zellen fressen, durch Gewebe wandern und zu Neutrophilen werden
- körperliche Belastung und Stress vermindern die Anzahl der weißen Blutkörperchen, abwehrstärkende Maßnahmen (zum Beispiel Ruhe) vermehren sie
- veränderte Werte im Urin bei Harnwegsinfekten, ansonsten bei Gewebeübertragung, Leukämie, Tumor- oder Autoimmunerkrankungen, Knochenmarksschäden, Entzündungen, Blutvergiftung, Infektionen durch Bakterien (s. S. 15), Parasiten (s. S. 23) oder Viren (s. S. 24)
- Monozyten sind verändert bei Pfeifferschem Drüsenfieber oder Monozytenleukämie
- **Nachweis zur** Bestimmung ihrer Form, Farbe, Zahl und Beschaffenheit sowie der Verhältniszahlen untereinander; Hinweis auf Krankheiten, die sich auf die Blutkörperchen auswirken

Wo messbar?

- Im ungerinnbar gemachten Vollblut und im Urin

Referenzwerte

- Leukozyten gesamt bis sechs Jahre: 4500–11000/µl

Erwachsene: 3500–10000/µl

- Leukozyten im Urin: negativ
- T-Zellen gesamt: 750–1350/µl
  T-Helfer-Zellen: 500–900/µl
- T-Suppressorzellen: 220–580/µl
  T-Helfer/T-Suppressor-Quotient: >2
- Lymphozyten-Subpopulationen: verschiedene weitere, auch aktivierte Zellen sind bestimmbar, s. Literatur

Alle weiteren Werte s. → Differenzialblutbild

s. auch → Blutbild und → HIV (T-Helfer-Zellen, CD4)

Blutplättchen (Thrombozyten)

- sie werden im Knochenmark gebildet, sind klein, scheibenförmig und kernlos; sie zirkulieren etwa zehn Tage im Blut, nehmen kleine Partikel auf (phagozytieren) und werden zum Teil in der Milz gespeichert
- sie enthalten Enzyme (s. S. 18) für Stoffwechselvorgänge, dienen der Blutgerinnung und damit der Kontrolle bei Gefäßverschlüssen
- **vermindert bei** starken Blutungen, sehr langsamem Blutfluss, vergrößerter Milz
- **vermehrt** nach Entfernung der Milz
- **veränderte Werte auch bei** Bildungsstörungen im Knochenmark wie »Blutkrebs«, Knochenmarksschäden durch Gifte, Strahlen, Medikamenten wie »Pille«. Kontrolliert wird ihre Funktion mittels Aggregation (Verklebung) bei Verschlusskrankheiten wie Herzinfarkt.
- **Nachweis dient** der Ursachensuche bei häufigen, kleinen Blutungen oder Blutpfropfbildungen (Thrombosen)

Wo messbar?

- im Blut

Referenzwerte

- Erwachsene und Kinder: 140–360/nl

Blutsenkungsgeschwindigkeit (BSG)

- feste Stoffe sinken in ungerinnbar gemachtem Blut nach unten, oben bleibt gelblich trübes Blutplasma zurück
- Arzneien wie Heparin, Cortison, Acetylsalicylsäure verändern die BSG, ebenso Entzündungen, Rheuma, Tumoren und Erkrankungen mit vermehrter Blutzellenbildung
- gemessen wird, wie weit feste Bestandteile in einer bestimmten Zeit sinken
- der veraltete 2-Std.-Wert bringt keine weitere Information
- **Nachweis gibt** über die Eiweißzusammensetzung des Blutes allgemein einen Hinweis auf krankhafte Prozesse

Wo messbar?
- im Blut

Referenzwerte
- Frauen: 1. Std.: <20 mm; >50 Jahre: <30mm
- Männer: 1. Std.: <15 mm; >50 Jahre: <20mm

Blutzucker/Glukose

- dieser Einfachzucker ist die zentrale Substanz des Zuckerstoffwechsels (s. S. 26) im Blut
- **Glukosebelastungstest**: Blutzucker wird, bevor (Nüchternzucker) und nachdem eine Zuckerlösung getrunken wurde, mehrmals gemessen; weist nach, wie schnell der Zucker aus dem Blut abgebaut wird
- Niere scheidet erst über sogenannter Nierenschwelle (10 mmol/l = 180 mg/dl Blutzucker) Zucker aus
- **HbA_{1c}** zeigt den Verlauf über die letzten zwei Monate (→ Hämoglobin) und ist geeignet zur Diagnose von Diabetes mellitus, auch des Typ II (Altersdiabetes)
- **Durchschnittsglukose**: in gleicher Einheit wie aktuelle Glukose, aber aus HbA_{1c} errechnet; laut Studie von 2007 besteht eine zuverlässige Korrelation zwischen HbA_{1c} und Durchschnittsglukose, weswegen die Angabe der Durchschnittsglukose künftig empfohlen wird

- **erhöhte Werte bei** sehr zuckerreicher Ernährung, wobei der Körper dauernd Glukose abbauen muss, sowie beim Medikament Cortison; **zu niedrige Werte bei** falscher → Insulingabe bei Diabetes und Gabe von Östrogenen
- **veränderte Werte bei** familiärer Veranlagung, Stress, Schwangerschaft, Diabetes mellitus, Bauchspeicheldrüsenerkrankungen, Infektion, Verletzungen, Herzinfarkt
- **Nachweis dient** der Diagnose und Beurteilung des Zuckerstoffwechsels (s. S. 26)/Diabetes mellitus

Wo messbar?

- in Kapillarblut und Urin, jeweils auch auf Teststreifen
- ist die Messung häufig nötig, können Sie sie zu Hause selbst durchführen (s. Zuckerstoffwechsel, S. 26)

Referenzwerte

- Kapillarblut: nüchtern 4,00–5,55 mmol/l (70–100 mg/dl)
- Belastungswerte: nüchtern: ‹7,0 mmol/l (126 mg/dl); 60 Min. nach Belastungsprobe: ‹7,8 mmol/l (140 mg/dl)
- Durchschnittsglukose (mg/dl) = HbA_{1c} (%): 97 mg/dl = 5 %; 126 mg/dl = 6 %; 156 mg/dl = 7; 182 mg/dl = 8 %; 211 mg/dl = 9 %; 239 mg/dl = 10 %
- Urin: ‹1,1 mmol/l (20 mg/dl); Teststreifen: negativ
- **HbA_{1c}** ab 6,5 % (48 mmol/mol Hb) sicher Diabetes mellitus

Borrelien-Antikörper

Das Bakterium Borrelia burgdorferi löst die Lyme-Krankheit (Borreliose) aus, die sich auf Gelenke, Nervensystem und Gewebe auswirken kann – je nach Erregertyp (in Europa gibt es verschiedene, in den USA nur einen).

- wird meistens durch infizierte Zecken (Holzbock) oder Bremsen übertragen; 6–40 % der Zecken sind infiziert, geben Erreger zirka 8–12 Std. nach dem Stich ab
- erstes Infektionszeichen oft Erythema migrans (Wanderröte, ringförmig ausbreitende Rötung um Einstichstelle)
- Bildung von messbaren Antikörpern auf das Bakterium (s. Antikörper/Antigene, S. 14); ebenfalls vorhanden bei

früherer Infektion oder Infektion mit anderen Erregern wie Epstein-Barr-Virus (Kreuzreaktion im Labortest)
- Borreliose kann anderen Krankheiten ähneln, zum Beispiel kann Multiple Sklerose übersehen werden
- körperliche Beschwerden anfangs ähnlich wie grippaler Infekt, dann in der Regel schwer ausgeprägt
- Neuroborreliose mit Befall des Zentralnervensystems bei 10 % der Erkrankten schon in den ersten Wochen nach der Infektion (bevor sich Antikörper gebildet haben)
- chronische Borreliose mit schweren Veränderungen in den befallenen Organen, Gelenken etc.
- Norm- oder negativer Befund schließt Infektion nicht aus
- oft ist eine ausreichend lange und hoch dosierte Antibiotikatherapie nötig
- Borreliennachweis in der Zecke liefert keine Sicherheit: unter Umständen falsche Zecke oder Zecke positiv auf Borellien, die aber nicht übertragen wurden, oder Übertragung durch anderes Insekt
- **veränderte Werte bei** früherer Infektion oder Kreuzreaktion mit anderen Erregern wie Epstein-Barr-Virus
- **Nachweis dient** der Abschätzung der Krankheitsausprägung und des Verlaufs

Wo messbar?
- im Serum, im Gehirn-Rückenmarksflüssigkeit (Liquor), in Gelenk-(Synovial-)flüssigkeit

Referenzwerte
- schwierig ist die Unterscheidung von vorangegangener (Seronarbe) und aktiver Infektion; Zuverlässigkeit der Tests in frühen Infektionsphasen gering
- Borrelien-IgG oder -IgM: 9–11 U/ml (laborabhängig); bzw. im Liquor: negativ
- Liquor-Serum-Quotient bei Verdacht auf Neuroborreliose: schon positiv, wenn Antikörper noch negativ
- LTT (Lymphozyten-Transformationstest) zeigt borrelienspezifische T-Lymphozyten an; Korrelation zwischen Ergebnis und Krankheitsaktivität ungeklärt

CA-Werte/CEA

→ Tumormarker

(Anti-)CCP (cyclische citrullinierte Peptide)

- nicht zu verwechseln mit → CRP, einem unspezifischen Entzündungsparameter!
- spezifischer als die → Rheumafaktoren: Test unterscheidet zwischen rheumabedingten und anderen Gelenkerkrankungen; sensitiver mit weniger falsch-negativen Ergebnissen (bei → Rheumafaktoren können Werte trotz typischer Beschwerden »negativ« sein)
- hohe CCP-Werte bei ungünstigem Krankheitsverlauf, der frühzeitig antirheumatisch behandelt werden sollte
- **Nachweis dient** der Suche nach Antikörpern gegen CCP, Nachweis und Prognose einer rheumatoiden Arthritis

Wo messbar?
- im Serum, Gelenkflüssigkeit

Referenzwerte
- je nach Labormethode abweichende Werte

CHE (Cholinesterase)

- in den Leberzellen gebildetes Enzym (s. S. 18); bei Leberschäden verringert gebildet
- **Nachweis dient** der Kontrolle der Leberfunktion allgemein und bei chronischen Lebererkrankungen (wie Leberzirrhose) und Feststellen einer Vergiftung (s. auch → Bilirubin, → Gamma-GT, → ALT)

Wo messbar?
- in Serum und Heparinplasma

Referenzwerte
- abhängig von Labormethode
- Frauen: 3,93–10,8 kU/l
- Männer: 4,62–11,5 kU/l

Chlorid

- Bestandteil der Salzsäure im Magensaft
- **veränderte Werte bei** häufigem Erbrechen, Abführmitteln
- **Nachweis gibt** Hinweis auf Störung im Elektrolyt- und Wasserhaushalt (s. S. 17); im Schweiß Hinweis auf Mukoviszidose

Wo messbar?

- in Serum, 24-Std.-Urin und Schweiß

Referenzwerte

- Serum: 95–105 mmol/l; 24-Std.-Urin: 140–280 mmol/Tag
- Schweiß: 70 mmol/l

Cholesterin (CHO), HDL-, LDL-CHO

- lebenswichtiger Baustein der Zellhülle, Vorläufer für einige Hormone und für → Gallensäuren, überwiegend in Leber und Darmwand hergestellt; Bestandteil von Gallensteinen; lagert sich in der Arterienwand ab
- Blutfette (s. S. 15) werden im Blut an Proteine gebunden (Lipoproteine); HDL-/LDL-Cholesterin: LDL steigert Arterioskleroserisiko (es schleust Cholesterin in Zellen ein), Werte sollten niedrig sein; HDL schützt vor Arteriosklerose (es transportiert überschüssiges Cholesterin zur Leber), Werte sollten höher sein
- familiär bedingt, können Werte erhöht oder niedrig sein
- cholesterinreich: Alkohol, Innereien, tierische Fette, Eigelb, Krusten- und Schalentiere, Aal, Thunfisch
- cholesterinsenkend wirken fettarme, ballaststoffreiche Ernährung, pflanzliche Fette und vor allem Bewegung (!); Medikamente wie Betablocker oder zur Hemmung der Cholesterinaufnahme sind dennoch manchmal nötig
- **Nachweis dient** der Beurteilung des Fettstoffwechsels, des Arteriosklerose-, Schlaganfall- und Herzinfarktrisikos und der Kontrolle bei Übergewicht und Fettstoffwechselerkrankungen (s. auch Blutfette, S. 15)

Wo messbar?
- im Serum; HDL- und LDL-CHO nach 12 Std. ohne Nahrung

Referenzwerte
- CHO: sehr stark altersabhängig
- Faustregel: bis 4,14 mmol/l (160 mg/dl) ideal, Werte darüber erhöhen das Herzinfarktrisiko
- HDL: 0,46–0,69 mmol/l (40–60 mg/dl)
- LDL: ‹ als 3,9 µmol/l (150 mg/dl)

CK, CPK (Creatinphosphokinase), CK-MB

- früher Creatinkinase genannt; beschleunigt Energiebereitstellung für Muskulatur
- verschiedene Enzymformen (s. S. 18): CK-MB, in Herz- (größter Anteil) und Skelettmuskeln (kleiner Anteil)
- Zerstörung von Muskelgewebe durch extremes Training, starke körperliche Belastung, Quetschungen, Infektionen oder Herzinfarkt erhöhen die CK
- **Nachweis dient** als Test im → Neugeborenenscreening, zur Herzinfarktdiagnostik (→ Troponin T) und -Verlaufskontrolle

Wo messbar?
- im Serum (ist CPK erhöht, wird mit CK-MB getestet, ob Enzym aus dem Herzen stammt)

Referenzwerte
- CPK: Männer: ‹ 190 U/l; Frauen: ‹ 170 U/l Kinder: je nach Alter unterschiedlich
- CK-MB: ‹ 25 U/l , ‹ 6 % der Gesamt-CK

Cortisol

- vor allem frühmorgens in der Nebennierenrinde gebildetes Hormon (s. S. 21), unterliegt einer zirkadianen (tageszeitlichen) Rhythmik; steigert die Magensäure-

produktion, erhöht den Blutzucker, entzündungshemmend, spielt eine Rolle beim → Stress(-profil)
- ein Zuviel im Körper verursacht das sogenannte Cushing-Syndrom (Mondgesicht, Muskelschwäche, Potenz-, Libidoverlust, Haarausfall etc.)
- ein Zuwenig an Cortisol bewirkt die Addison-Krankheit (Leistungsabfall, niederer Blutdruck, Infektanfälligkeit, »Salzhunger«, Appetitlosigkeit, gebräunt wirkende Haut)
- Dauerstress, körperliche Belastung, Einnahme von Kontrazeptiva (»Pille« etc.), Schwangerschaft und Übergewicht erhöhen das Cortisol
- verminderte eigene Produktion beim Cushing-Syndrom durch Cortisoneinnahme; Cushing-Krankheit bei Ursachen im Körper selbst
- Addison-Krankheit bei weitgehender Zerstörung der Nebennierenrinde
- als Medikament dient Cortison (dem körpereigenen Cortisol nahezu identisch)
- **Nachweis dient** der Beurteilung der Nebennierenrindenfunktion, der Suche nach hormonbildendem Tumor und als Kontrolle bei Cortisontherapie

Wo messbar?
- in Serum, Urin, selten im Speichel; als Dexamethason-Hemmtest (prüft den Cortisol-Regelkreis)

Referenzwerte
- Serum: Einzelwerte wenig aussagefähig, sinnvoll ist Tagesprofil zu verschiedenen Uhrzeiten: zirkadiane (tageszeitliche) Rhythmik erkennbar, Absenkung am Abend
- Urin: je nach Labormethode abweichende Werte
- Dexamethason-Hemmtest: vollständige Hemmung der Cortisolproduktion: <3 µg/dl

C-Peptid

→ Insulin

Creatinin/Creatininclearance

- entsteht während Muskelarbeit, tritt bei Muskelabbau od. -schädigung verstärkt ins Blut
- wird vollständig über Nieren mit dem Urin entfernt; bleibt vermehrt im Blut, wenn Nieren geschädigt sind
- Creatinin liegt oft noch im Referenzbereich, obwohl die Nieren schon stark geschädigt sind!
- **Creatininclearance**: Mit der Glomerulären Filtrationsrate (GFR, Ausscheidung über die Nierenglomeruli) wird berechnet, wie viel des im Blut vorhandenen Creatinins die Nieren pro Minute ausscheiden; stark von der Muskelmasse abhängig; ambulant oft schwierig, den Urin exakt zu sammeln, daher Empfehlung zu → Cystatin C
- extremes körperliches Training, Einnahme der »Pille« oder bestimmter Antibiotika steigern Creatininwerte
- **veränderte Werte auch bei** Muskelabbau, Verletzung, Nierenfunktionsstörungen, Schwangerschaft und im Wochenbett
- **Nachweis dient** der Erkennung von Nierenstörungen und deren Ausmaß

Wo messbar?
- Creatinin: in Serum und Urin
- Creatininclearance: in Serum und 24-Std.-Urin

Referenzwerte
- je nach Labormethode abweichende Werte
- Creatinin: je nach Muskelmasse;
  Serum: Frauen: bis 80 µmol/l (0,90 mg/dl);
  Männer: bis 93 µmol/l (1,05 mg/dl)
  24-Std.-Urin: bis 18 µmol/Tag (2,0 g/Tag)
- Creatininclearance: 95–160 ml/min

s. auch → Cystatin C

Creatinkinase

→ CK, CPK

CRP (C-reaktives Protein)

- in der Leber gebildetes »Akute-Phase-Protein«, das Krankheitserreger wie Bakterien für Fresszellen markiert und 18 bis 24 Stunden nach der Infektion bis zum 1000-Fachen ansteigen kann; normalisiert sich schneller als → Blutsenkung; bei nicht bakteriellen Entzündungen steigt es langsamer: nach Operation, bei rheumatischen Krankheiten
- bei viralem Befall steigt CRP nicht an, Antibiotika sind dann wirkungslos
- bei Herzinsuffizienz oder anderen Ursachen befinden sich Gefäßwände in einem leicht dauerentzündeten Zustand, der durch Bluthochdruck, Rauchen Übergewicht und Typ-2-Diabetes verstärkt wird (s. auch → Stressprofil)
- **veränderte Werte** bei akuten Infektionen, vor allem durch Bakterien, chronischen Infektionen durch Herzrisikofaktoren, wie oben genannt, und durch Erkrankungen, die Körpergewebe zerstören
- **Nachweis dient als** Suchtest und zur Kontrolle eines akut entzündlichen Krankheitsverlaufs, der Unterscheidung von Infektionen durch Bakterien oder Viren sowie der Abschätzung des Risikos einer Herzgefäßerkrankung

Wo messbar?

- im Serum, als CRP-Schnelltest (zur frühen Unterscheidung, ob eine Infektion viral oder bakteriell ist)

Referenzwerte

- Säuglinge: bis 10 mg/l
  Kinder und Erwachsene: bis 8,2 mg/l
- CRP-Schnelltest: erhöht bei bakterieller, nicht bei viraler Infektion
- erhöhtes Risiko für Herz- und Gefäßerkrankungen bei CRP HS (hochsensitiv) >3 mg/l (wenn keine akute Entzündung anderer Ursache vorliegt)

Cystatin C

- gibt sehr sensitiv Auskunft über die Nierenfilterfunktion, hängt anders als → Creatininclearance nicht von der Muskelmasse ab
- Cystatin C wird von den meisten kernhaltigen Zellen gleichmäßig produziert und über die Niere ausgeschieden
- **veränderte Werte bei** schweren Nierenerkrankungen mit Filterstörung; nicht beeinflusst durch Alter, Geschlecht, Muskelmasse, Entzündungen oder Lebererkrankungen
- **Nachweis dient** der Beurteilung der Nierenfilterfunktion

Wo messbar?
- im Serum

Referenzwerte
- Serum: 0,7–1,21 mg/l

Differenzialblutbild

- gliedert weiße → Blutkörperchen in Neutrophile, Eosinophile, Basophile, Lymphozyten, Monozyten
- im Blutausstrich (ein Bluttropfen auf Glasplättchen verstrichen) werden 100 weiße Blutkörperchen nach Gruppen geordnet und ihre Verteilung zueinander bestimmt
- **Nachweis dient** der Bestimmung des Verhältnisses der weißen Blutkörperchen zueinander

Wo messbar?
- im getrockneten Vollblutaustrich

Referenzwerte
- neutrophile stabkernige Granulozyten: bis 3 %
- neutrophile segmentkernige Granulozyten: <75 %
- Lymphozyten: <48 %
- eosinophile Granulozyten: <7 %
- basophile Granulozyten: <1,5 %
- Monozyten: <10 %

Drogenscreening

Unter Drogen versteht man die illegalen Substanzen, deren Besitz, Weitergabe und Einnahme strengen Regeln und Verboten unterliegen, wie beispielsweise Haschisch, Kokain, Amphetamine, Heroin, LSD etc. Im weiteren Sinn zählen zu Drogen auch süchtigmachende Medikamente wie Benzodiazepine oder Codein.
Der Begriff Droge bezeichnete früher ganz allgemein und ohne Wertung Teile oder Auszüge aus pflanzlichen, tierischen oder mineralischen Substanzen, die im Körper eine Wirkung entfalten und zur Arzneiherstellung taugen.

- im Haar sind Drogen und der Einnahmezeitpunkt relativ exakt nachweisbar; eine alleinige Haaranalyse kann aber keine gegenwärtige Drogenfreiheit beweisen
- die Urinabgabe zum Nachweis der Drogenfreiheit als gerichtliche Auflage muss unter Aufsicht geschehen
- **Nachweis dient** der Suche nach Drogen, die konsumiert wurden und der Feststellung, ob die Drogen regelmäßig oder früher einmal eingenommen wurden; dient unter anderem dem Beweis der Drogenfreiheit zum Beispiel bei Kontrollen im Straßenverkehr

Wo messbar?

- in Urin, Serum, ausreichend langem Haar

Referenzwerte

- bis zu einem, von der jeweiligen Droge abhängigen Schwellenwert (cut-off-Wert) negativ, also kein Nachweis
- bei einem positiven Ergebnis wird der Test zur Sicherheit mit einer anderen Labormethode wiederholt und die einzelnen Substanzen gesondert bestimmt; dieser Nachweis kann auch als Beweis vor Gericht dienen
- wird gleichzeitig Creatinin bestimmt, werden Manipulationen des Urins, zum Beispiel durch extreme Wasserzufuhr, erfasst; der Drogenwert in ng/ml, zum Creatininwert in mg/dl x Faktor 0,01 ins Verhältnis gesetzt, kann Schwankungen »glätten«

Eisen, Ferritin, Transferrin

Eisen (Ferrum) ist ein in Enzymen (s. S. 18) und → Hämoglobin enthaltenes Spurenelement (s. S. 24). Es wird in Leber, Milz, Knochenmark als **Ferritin** gespeichert und ist am Sauerstofftransport und anderen wichtigen Körperfunktionen beteiligt.

- **Transferrin** (s. Eiweiß, S. 16) transportiert ein Drittel des Bluteisens im Körper
- Gesamtbedarf Eisen pro Tag: 10–15 mg; Eisenmangel führt zu Blutarmut; häufiger bei Frauen
- **veränderte Werte durch** Medikamente und mohnhaltige Speisen; abhängig von Zeit seit Einnahme (bei Test im Urin oder Serum)
- eisenhaltig: dunkles Brot, Hülsenfrüchte, Fleisch; Vitamin-C-reiche Nahrung erhöht Eisenaufnahme; Alkoholmissbrauch, vegetarische Ernährung, die »Pille« sowie Cortison vermindern sie
- **veränderte Werte bei** chronischen Blutungen, starker Periode (Eisenverluste), Verdauungsstörungen (gestörte Eisenaufnahme), Schwangerschaft, Stillzeit, Stress (erhöhter Bedarf), Entzündungen, Infektionen, Krebs und Nierenversagen
- **Nachweis von Eisen** bei Verdacht auf Mangel, gestörte Eisenverwertung oder -überladung
- **Nachweis von Ferritin und Transferrin** sichert die Diagnose bei Eisenmangel, -überladung, -transportstörung

Wo messbar?

- im Serum; Transferrin auch im Urin

Referenzwerte

- Eisen: tageszeitliche Schwankung
  Frauen: 6,6–29,5 µmol/l (37–165 µg/dl)
  Männer: 7,2–30,1 µmol/l (40–168 µg/dl)
- Ferritin: je nach Labormethode abweichende Werte
  Frauen: >10 µg/l; Männer: >21 µg/l
- Transferrin: 200–260 mg/dl; T.-sättigung: 16–45 %

Eiweiß

→ Gesamteiweiß

Eiweißelektrophorese

- Eiweiße (s. S. 16) können in einem elektrischen Feld wandern; alle gleich weit wandernden Eiweiße bilden an bestimmten Stellen kleine »Banden«; diese werden Mengen zugeordnet und als Kurve gezeichnet; je mehr Eiweiß in einer »Bande« war, desto höher wird der entsprechende Gipfel
- es gibt meist fünf Gipfel, der höchste entspricht → Albumin; andere Gipfel repräsentieren → Globuline (zum Beispiel → Immunglobuline)
- **Nachweis dient** der Übersicht, wie die Eiweiße zueinander verteilt sind, zum Beispiel zur Verlaufskontrolle

Wo messbar?

- im Serum

Referenzwerte

- je nach Labormethode abweichende Werte
- Albumin: 55–70 % (35–50 g/l)
- Alpha-1-Globulin: 1,6–5,8 % (1–4 g/l)
- Alpha-2-Globulin: 5,9–11 % (5–10 g/l)
- Beta-Globulin: 8–14 % (6–11 g/l)
- Gamma-Globulin: 11–18 % (6–15 g/l)

Elastase

→ Pankreas-Amylase, → Lipase

Fibrinogen

- wichtiger Gerinnungsfaktor (s. S. 19) und »Akute-Phase-Protein« bei Entzündungen; in Leber und Knochenmark gebildeter Vorläufer des Fibrins (bildet Blutpfropfgerüst)

- gilt heute zusammen mit → Homocystein als Risikofaktor bei Atherosklerose und Schlaganfall
- **veränderte Werte bei** vermehrter Gerinnung (Verbrauchskoagulopathie), chronischer Entzündung, Lebergewebsschaden, Infektionen und Tumoren; **beeinflusst durch** gerinnsellösende Medikamente
- **Nachweis dient** der Kontrolle einer Therapie mit gerinnsellösenden Medikamenten (zum Beispiel Urokinase oder Streptokinase) und Feststellung, ob im Körper vermehrt Blut gerinnt (Verbrauchskoagulopathie), bzw. der Risikobeurteilung

Wo messbar?
- im Plasma

Referenzwerte
- Plasma: 1,8–3,5 g/l

Folsäure

→ Vitamin B_1, B_{12}, Folsäure

FSH (Follikel-stimulierendes Hormon) und LH (Luteinisierendes Hormon)

- Geschlechtshormone (s. S. 21; in Hypophyse gebildet)
- FSH beeinflusst bei der Frau den Menstruationszyklus, beim Mann (mit Testosteron) die Samenbildung
- LH: beeinflusst die Keimdrüsen (Eierstock: → Östrogen und → Progesteron bzw. Hoden: → Testosteron)
- Einnahme von »Pille« oder Anabolika verändern die Hormonlage, ebenso Magersucht, vorzeitige Wechseljahre der Frau, Hypophysenkrankheiten oder eine Unterentwicklung der Keimdrüsen (Hypogonadismus)
- **Nachweis dient** der Ursachensuche bei verzögerter Pubertät, Störung der Eibläschenreifung bei der Frau und gestörter Samenbildung beim Mann; bei Störungen im

Hormonhaushalt der Keimdrüsen; beim Ausbleiben der Periode bei Frauen; zum Erkennen der Wechseljahre

Wo messbar?
- im Serum

Referenzwerte
- je nach Labormethode und Alter abweichende Werte
- bei Frauen zyklusabhängig;
  LH nach Wechseljahren: >20 U/l
- LH bei Männern: 4–11 U/l

Gallensäuren

- in der Leber aus → Cholesterin gebildet und als Gallensekret in der Gallenblase gespeichert, gelangen sie nach Bedarf in den Darm, werden großteils aus dem Dünndarm zurückgeholt und zur Leber transportiert; der Rest wird mit dem Stuhl ausgeschieden
- emulgieren wasserunlösliche Anteile wie Lipide, fördern die Fettspaltung im Darm, ermöglichen die Aufnahme von fettlöslichen Vitaminen und Fetten, regen die Bewegung des Dickdarms an und hemmen die des Dünndarms; bei fettem Essen werden sie vermehrt ausgeschüttet
- **veränderte Werte bei** Leberentzündung, Dünndarmentfernung, Morbus Crohn, Colitis ulcerosa
- vermehrtes Vorkommen fördert Gallensteine (mit möglichem Gallenstau) und vermutlich Dickdarmkrebs
- bei Gallenstau (Verschlussikterus) gelangen sie zusammen mit → Bilirubin ins Blut (Juckreiz, gelbe Haut)
- **Nachweis zur** Ursachensuche bei Leber- und Dünndarmerkrankungen

Wo messbar?
- in Serum, Dünndarmsaft, Stuhl

Referenzwerte
- Serum und Dünndarmsaft: <6 µmol/l
- Stuhl: <1,2 mmol/Tag

Gamma-GT (Gamma-Glutamyl-Transferase)

- vor allem in Membranzellen von Gallenwegen, Niere, Pankreas, Milz, Dünndarm vorhandenes Enzym (s. S. 18)
- vermehrt im Blut bei verstärkter Enzymproduktion (zum Beispiel durch Alkohol, Medikamente oder organische Lösungsmittel wie Tetrachlorkohlenstoff) oder wenn Zellen zerstört werden (zum Beispiel beim Gallenstau)
- **Nachweis gibt** Hinweis auf Leberschäden, vor allem der Gallengänge; genauere Aussage zusammen mit → Bilirubin, → ALT, → AP, → CHE, CDT (→ Alkoholdiagnostik)

Wo messbar?
- im Serum

Referenzwerte
- je nach Labormethode und bei Kindern abweichende Werte; je höher der Wert, umso stärker die Schädigung
- Frauen: <40 U/l
- Männer: <60 U/l

(Referenzwerte der Männer höher, da die männliche Normalbevölkerung mehr Alkohol zu sich nimmt)

Gesamteiweiß/Gesamtproteine

- umfasst alle Eiweiße (s. S. 16) im Blut; deren Verteilung ist mit → Eiweißelektrophorese messbar
- Eiweiße sind zu groß, um über die Niere ausgeschieden zu werden; geschieht dies, zeugt es von einem schweren Nierenschaden
- da sie Wasser binden, kann Änderung der Eiweißmenge auch an verändertem Wasseranteil im Serum liegen
- verstärkte Flüssigkeitszufuhr führt zu niedrigeren Werten, verminderte Zufuhr zu höheren
- veränderter Eiweißgehalt bei Mangelernährung, Hungerzuständen, Verbrennungen (Eiweißverlust über zerstörte Hautbereiche)
- veränderte Eiweißbildung zum Beispiel bei Leberzirrhose; Nierenschäden zum Beispiel durch Diabetes

- **Nachweis gibt** Hinweis auf verschiedene Erkrankungen und Nierenschäden (Eiweiß im Urin); gibt Auskunft über die Gesamtmenge an Eiweiß

Wo messbar?
- in Serum und Urin

Referenzwerte
- Serum: 66–83 g/l
- Urin: negativ

Globuline (Alpha-, Beta-, Gamma-)

- nach → Albumin häufigste Eiweißgruppe, eingeteilt in Alpha-, Beta-, Gamma-Globuline aufgrund ihrer Wanderung im elektrischen Feld der → Eiweißelektrophorese
- Alpha-Globuline: Alpha-Fetoprotein (→ AFP), → HDL- und VLDL-Cholesterin
- Beta-Globuline: → LDL-Cholesterin, → Transferrin, → Fibrinogen, → CRP
- Gamma-Globuline: → Immunglobuline
- **Nachweis** s. → Eiweißelektrophorese

GOT und GPT

→ AST und → ALT

Haardiagnostik

Haare bestehen aus Keratin und sind somit eine Hornstruktur. Die meisten Körperstellen des Menschen sind behaart. Die äußere Schuppenschicht ist dachziegelartig angeordnet, je besser sie aufliegt, desto gesünder das Haar. Der Großteil des Haares (Faserstamm) besteht aus lauter sehr dehnbaren, elastischen Einzelfasern. Die chemische Bearbeitung beim Friseur spielt sich in diesem Bereich ab. Wie in einem Archiv werden hier Mineralien, Drogen, Gifte und andere Substanzen gespeichert.

- das Haar entsteht tief in der Haut in der Haarwurzel; eine Talgdrüse mündet bei jedem Haaransatz, ein kleiner Muskel richtet es auf (»Gänsehaut«)
- Haare werden dünner oder gehen aus beim übermäßigen Waschen, Frottieren, Aufdrehen
- sie verändern sich oft bei Erkrankungen im Kopfhautbereich, Stoffwechselstörungen, Vergiftungen
- **Nachweis zur** Ursachensuche bei Haarausfall, Haarverdünnung, Wachstumsstörungen etc.; Suche von im Haar eingelagerten Substanzen

Wo messbar?
- direkt am Kopf; anhand ausgezupftem (und eine Woche nicht gewaschenem) oder ausgefallenem Haar

Referenzwerte
- Wachstumsphasen des Haares werden ausgewertet
- je nach Labormethode unterschiedlich

Hämatokrit (HCT/Hk/HkT)

- Verhältnis von festen und flüssigen Blutbestandteilen wird zum Beispiel von Flüssigkeitsaufnahme oder Anzahl der Blutzellen bestimmt; ist das Verhältnis dauerhaft verschoben, kann eine Erkrankung vorliegen
- **veränderte Werte bei** Blutarmut, Blutzellvermehrung (Polyglobulie), bei Flüssigkeitsverlusten durch Schwitzen, Durchfall oder durch zu geringe Flüssigkeitszufuhr
- **Nachweis dient** der Beurteilung des Verhältnisses der festen zu den flüssigen Blutbestandteilen und zur Berechnung von MCV und MCHC (s. → MCH)

Wo messbar?
- im Blut, meist im Rahmen des → Blutbildes

Referenzwerte
- Kinder: Werte schwanken je nach Alter
- Frauen: 0,38–0,42 (38–42 %)
- Männer: 0,42–0,46 (42–46 %)

Hämoglobin (Hb)

- mittels → Eisen hergestellter Blutfarbstoff der roten → Blutkörperchen (Erythrozyten), der Sauerstoff transportiert; beim Abbau entstehen Porphyrin Häm, Gallenfarbstoffe und → Bilirubin
- **veränderte Werte** durch Training, Rauchen (CO-Hb) und Aufenthalt in großen Höhen
- **Nachweis dient** der Auskunft über Blutarmut (Anämie), Blutzellvermehrung (Polyglobulie) oder -zerstörung (Hämolyse) und zur Berechnung von → MCH, MCHC
- beim Neugeborenen: **HbF** (fetales Hämoglobin) zeigt, ob Blutkörperchen des Embryos ins Blut der Mutter gelangt sind
- **HbA_{1c}** ist ein mit Glukose beladenes Hämoglobin, das über den Zuckerstoffwechsel der letzten zwei Monate (Blutzuckergedächtnis) zur Diabetesdiagnose und -kontrolle (→ Blutzucker) informiert
- **CO-Hb** (mit Kohlenmonoxid beladenes Hämoglobin) weist Kohlenmonoxidvergiftung nach
- Hämoglobin ist im Urin nachweisbar, wenn viele rote Blutkörperchen zerstört sind

Wo messbar?

- in Blut und Urin

Referenzwerte

- Hämoglobin (Hb):
  Frauen: 12,0–16,0 g/dl;
  Männer: 13,5–17,5 g/dl
  Kinder: schwanken je nach Alter
- HbF:
  Säuglinge: bis 50 %
  Schwangere: bis 30 %
  ab fünftem Lebensmonat und Erwachsene: bis 1,5 %
- HbA_{1c}: bis 6 % (= 126 mg/dl Durchschnittsglukose)
- CO-Hb: Raucher bis 10 %; Nichtraucher bis 1,2 %
- Hb im Urin: negativ

Harnsäure

- entsteht beim Abbau der Erbsubstanz DNA und RNA (Purinstoffwechsel); wird über die Nieren ausgeschieden
- befindet sich in Gelenkflüssigkeiten, bildet Kristalle im Gewebe, wenn Blutkonzentration zu hoch ist
- **erhöhte Blutwerte** durch Geräuchertes, Hülsenfrüchte, Hefe, Fasten, körperliche und psychische Belastung, Temperatur und Klimawechsel, Krankheiten mit verstärktem Zellabbau, Nierenkrankheiten sowie durch Medikamente, die Körperzellen zerstören (wie Zytostatika) oder die Ausscheidung über Nieren hemmen
- Medikamente, die den Purinabbau hemmen, verringern den Harnsäuregehalt und die Gefahr eines Gichtanfalls
- **Gichtanfall:** Harnsäure muss dabei nicht erhöht messbar sein! Harnsäurekristalle werden von Fresszellen aufgenommen, die Entzündungsstoffe freigeben
- **Nachweis zur** Feststellung, Verlaufskontrolle bei Gichtrisiko, Nulldiät, Krebstherapie sowie der Entscheidung, ab wann eine medikamentöse Behandlung sinnvoll ist

Wo messbar?

- in Serum, 24-Std.-Urin und Gelenkflüssigkeit

Referenzwerte

- Serum: Frauen: <357 µmol/l (<6,0 mg/dl)
Männer: <416 µmol/l (<7,0 mg/dl)
- 24-Std.-Urin: 1,5–4,5 mmol/Tag (<0,8 g/Tag)
- Gelenkflüssigkeit: bis 420 µmol/l (7,0 mg/dl)

Harnstoff

- Endprodukt des Eiweißabbaus (s. S. 16) i. d. Leber; Ausscheidung mit dem Urin, sonst Anreicherung im Körper
- **veränderte Werte bei** Nierenfunktionsstörungen, Lebererkrankungen, Fieber, großen Verletzungen, Verbrennungen, Blutungen (Eiweißabbau) und Schwangerschaft
- **Nachweis als** Kontrolle, zum Beispiel bei Nierenstörung

Wo messbar?
- in Serum und 24-Std.-Urin

Referenzwerte
- Serum: 2,8–7,2 mmol/l (17–43 mg/dl)
- 24-Std.-Urin: 20–35 g/Tag

HCG (humanes Choriongonadotropin)

→ Schwangerschaftstest

HDL-und LDL- Cholesterin

→ Cholesterin

Hepatitisviren

- eine große Gruppe von Viren (s. S. 24; in A bis E eingeteilt wie HAV, HBV), die Leberentzündungen (Hepatitiden) hervorrufen mit Fieber, Müdigkeit, Übelkeit, Erbrechen, Gelbsucht, Vergrößerung von Milz und Leber; chronisch verlaufende Hepatitiden zerstören oft die Leber (Zirrhose, Krebs); besondere Anfälligkeit bei HIV-Infektion
- **HAV:** am häufigsten; bei schlechten hygienischen Verhältnissen durch verunreinigte Nahrungsmittel und Wasser übertragbar; heilt immer folgenlos aus
- **HBV:** verursacht ein Drittel der Infektionen; durch sexuellen Kontakt und Blut (Blutübertragung, Dialyse, Tätowierung, Gebrauch verunreinigter Nadeln zum Drogenkonsum) übertragbar; verläuft schwer, heilt nicht immer folgenlos aus, kann sich lange hinziehen
- **HCV:** übertragbar wie HBV, oft durch Blutspende; langwierig mit schwerwiegenden Leberschäden
- **HDV:** nur zusammen mit HBV übertragbar
- **HEV:** oral übertragbar wie HAV, vor allem in Asien
- gegen HAV und HBV gibt es Impfstoffe, gegen HCV und HEV nicht; oft Erfolge mit Interferonbehandlung
- **Nachweis dient** der Bestimmung von Infektionserregern, Kontrolle des Krankheitsverlaufs

Wo messbar?
- Antikörper gegen die Viren im Serum
- Teile der Viren im Serum

Referenzwerte
- die verschiedenen Virusteile und Antikörper sind zu unterschiedlichen Zeiten im Serum nachweisbar und geben Auskunft über den Verlauf der Krankheit

Herzenzyme

- alle Enzyme (s. S. 18), die während und nach einem Herzinfarkt oder einer anderen Herzschädigung im Serum nachweisbar sind: → CK, → GOT, → LDH, das Eiweiß → Troponin T
- **Nachweis** und zeitliches Auftreten **dienen** der Auskunft über Stadium und Verlauf der Krankheit; Menge weist auf Ausmaß des Gewebeschadens hin

Wo messbar?
- im Serum

HIV (Human Immunodeficiency Virus)

Um 1980 entdeckte man eine neue Krankheit mit Parasitenbefall, Lungenentzündung und extrem schwacher Immunabwehr, das Aquired Immune Deficiency Syndrome, AIDS (erworbene Abwehrschwäche), es war für viele Infizierte tödlich. Das zugehörige HI-Virus (s. Virus, S. 24), ein Retrovirus, wurde 1984 zweifelsfrei identifiziert, es ist durch Sperma, Speichel und Blutprodukte übertragbar.

- infiziert ist noch nicht krank: Symptome treten bis zu 15 Jahre nach der Infektion und Antikörperbildung gegen das Virus auf; mehrere Krankheitsstadien bis zum Ausbruch von AIDS
- anfänglich oft grippeähnliche Symptome, gefolgt von symptomfreiem Intervall, während dem sich das Virus im Körper ausbreitet

- befallen werden T-Helfer-Zellen (CD4 bzw. CD8), die Zentrale der Körperabwehr gegen Bakterien und Pilze; über die Jahre entsteht ein schwerer Immundefekt
- in Ländern mit einem guten Gesundheitssystem überlebt man heute wesentlich länger, wodurch viele dem Risiko zunehmend sorglos gegenüberstehen
- in großen Teilen Afrikas ist AIDS Todesursache Nummer eins unter jungen Erwachsenen, was ganze Landstriche um diese Generation entvölkert; weltweit sind derzeit 40 Millionen Menschen mit HIV infiziert; stärkste Ausbreitung neben Afrika in Asien und den GUS-Staaten
- Medikamente konnten bislang das Virus nicht ganz vernichten, es entwickelt immer wieder neue Resistenzen
- verschiedene Medikamente verringern die Viruslast; spezifische Therapie gegen HIV gibt es nicht
- einziger Schutz ist striktes Vermeiden von Kontakt mit Blut, Sperma und anderen Körperflüssigkeiten infizierter Personen, etwa durch Verwendung von Kondomen
- **Nachweis von Virus und Antikörpern** zum Test, ob eine Infektion vorliegt; **Nachweis der Viruslast:** wesentliche prognostische Bedeutung, Therapieüberwachung, Abschätzung des Übertragungsrisikos von Mutter auf Kind; **Nachweis von CD4** zeigt, wie fortgeschritten der Befall ist

Wo messbar?

- im Serum/Plasma: Antikörpertest (seit 1985 möglich) erst nach Wochen positiv; Erregerdirektnachweis eine Woche nach Infektion möglich; Viruslast, also Virenmenge
- im ungerinnbaren Blut: CD4-Absolutzellzahl; CD4/CD8-Ratio (Verhältnis zwischen den T-Helferzellarten)

Referenzwerte

- HI-Virus bzw. Antikörper: negativ; falls positiv immer Kontrolle mit anderem Testverfahren
- Viruslast je nach Krankheitsstadium unterschiedlich
- CD4 absolut: 200–1750/µl; CD4/CD8-Ratio: 0,7–2,8

s. auch → Blutkörperchen, weiß

HLA (Humanes Leukozyten-Antigen)

- Merkmale, die ähnlich dem Blutgruppensystem auf den weißen → Blutkörperchen und anderen Körperzellen sitzen und sie unverwechselbar machen
- bei einer Knochenmarkübertragung muss das HLA-System von Spender und Empfänger so ähnlich wie nur möglich sein, um Abstoßungen zu vermeiden
- **Nachweis dient** der Überprüfung der HLA-Ähnlichkeit von Spender und Empfänger vor einer Knochenmarkübertragung; Hinweis auf bestimmte Erkrankungen

Wo messbar?

- in Vollblut, Knochenmark und allen kernhaltigen Zellen/Gewebeproben

s. auch Antikörper/Antigene, S. 14

Homocystein

- ein im Körper beim Eiweißabbau (s. S. 16) entstehender Stoff, der mittels der Vitamine B_6, B_{12}, Folsäure abgebaut und die über Nieren ausgeschieden werden muss
- eine Anhäufung zerstört die innere Arterienschicht, ruft Gerinnungsprozesse hervor und erhöht das Thromboserisiko sowie das Risiko für Parkinson und die Alzheimerkrankheit
- **erhöhte Werte durch** Fasten, Mangel an B_6, B_{12} oder Folsäure, Alkoholmissbrauch, Rauchen, Kaffee, Bewegungsarmut oder Übergewicht, ebenso durch zu spät abzentrifugiertes Serum, Diabetes mellitus, metabolisches Syndrom und angeborene Homocystinurie
- **Nachweis dient** der Risikoabschätzung einer Gefäßschädigung durch Homocystein, zum Beispiel im Rahmen des → Stressprofils

Wo messbar?

- im Serum oder als spezieller Methionin-Belastungstest im Blut mit Mehrfachmessungen (nicht näher beschrieben)

Referenzwerte

- ‹10 µmol/l kein/geringes Risiko; 12–15 µmol/l erhöhtes Risiko; ›15 µmol/l hohes Risiko für Gefäßschädigung

Hydroxyindolessigsäure

- Abbauprodukt von Serotonin; von gutartigen Darmtumoren (Karzinoide) vermehrt gebildet
- **erhöhte Werte durch** Kaffee, Ananas, Bananen, Nüsse, Avocados und Tomaten sowie Arzneien mit Paracetamol oder Acetylsalicylsäure
- **Nachweis dient** der Verdachtsbestätigung auf Karzinoid

Wo messbar?

- im 24-Std.-Urin

Referenzwerte

- 24-Std.-Urin: ‹42 µmol/Tag (‹8 mg/Tag)

Immunglobuline (Ig) A, D, E, G, M

- von B-Lymphozyten gebildete Antikörper (s. S. 14) in allen Körperflüssigkeiten bzw. Sekreten; fünf Gruppen:
- **IgA:** in Schleimhautsekreten wie Speichel, Tränen, in Nase und Lunge; wehrt Bakterien ab
- **IgD:** auf B-Lymphozyten; Funktion ungeklärt
- **IgE:** auf basophilen Granulozyten; wird bei Allergien und Abwehr von Würmern freigesetzt
- **IgG:** insbesondere im Blut; wehren zum Beispiel Bakterien ab; gelangen über Mutterkuchen in den Embryo (Infektionsschutz des Neugeborenen); Gegengifte (Antitoxine) gegen Bakteriengifte
- **IgM:** insbesondere im Serum; »an vorderster Front« zum Beispiel gegen Bakterien und Viren (Frühreaktion)
- **veränderte Werte bei** Therapie der Infektion, zum Beispiel mit Antibiotika sowie bei Infektionen mit Bakterien, Viren, Würmern, Allergien (→ Allergiediagnostik)
- **Nachweis zur** Erkennung unterschiedlicher Krankheiten

- IgM kann eine frische Infektion, IgG eine länger zurückliegende oder weiterhin bestehende anzeigen

Wo messbar?
- in Serum und Körperflüssigkeiten

Referenzwerte
- IgA: 0,7–5,0 g/l
- IgE: je nach Labormethode unterschiedlich
- IgG: 7,0–16 g/l
- IgM: 0,4–2,8 g/l

Impftiter/Antikörpertiter

- zur Impfung gegen Infektionen wird genutzt, dass Antigene (s. S. 14) eine Antikörperbildung verursachen
- Impftiter: Der Impfschutz wird über die Menge an Antikörpern im Blut beurteilt
- **Gewinnung von Impfstoffen:** Tieren wird wenig Antigen, also Krankheitserreger, verabreicht, wogegen sie Antikörper bilden, ohne krank zu werden; die Antikörper im Tierserum wirken auch im Menschen gegen das spezielle Antigen **(passive Impfung)**
- **aktive Impfung:** der Mensch erhält abgeschwächte/abgetötete Krankheitserreger oder Teile davon, wogegen er Antikörper bildet; meist ist der Körper nach zwei oder drei solcher Gaben für viele Jahre ausreichend geschützt
- **Nachweis dient** der Überprüfung des Impfschutzes, wenn die letzte Impfung einige Jahre zurückliegt oder ob eine unerkannte Infektion ablief
- Röteln-Antikörpertiter-Nachweis vor möglicher Schwangerschaft wichtig, um gefährliche Rötelninfektion in der Schwangerschaft auszuschließen

Wo messbar?
- im Serum

Referenzwerte
- je nach Antikörper unterschiedlich

INR (International Normalized Ratio), Quick

- Gerinnung (s. S. 19), wie sie durch äußere Verletzungen ausgelöst wird, wird im Reagenzglas nachgeahmt
- INR ist die Weiterentwicklung des Quickwertes, der oft sogar bei identischen Messbedingungen verschiedene Ergebnisse liefert; INR ist auf einen Standardwert bezogen und immer (auch international und zwischen verschiedenen Labormethoden) vergleichbar
- **veränderte Werte durch** Einnahme von Cumarinen (zum Beispiel in Waldmeister), durch Vitamin-K-reiche Ernährung wie grüner Salat sowie bei Leberfunktionsstörungen und Mangel an bestimmten Gerinnungsfaktoren
- **Nachweis dient** als Suchtest bei Blutungsneigung, Hinweis auf Faktor-VII- oder → Vitamin-K-Mangel, vor Operationen zur Kontrolle der Gerinnung, Kontrolle bei Therapie (zum Beispiel nach Herzklappenersatz) mit Cumarinen: Hier ist INR besonders wichtig zur genauen Medikamenteneinstellung
- **Selbstkontrolle des INR** bringt zeitnah Werte, ohne extra den Arzt aufsuchen zu müssen, was unabhängiger und selbstbestimmter macht

Wo messbar?

- im Plasma, im Blutstropfen auf Teststreifen geeigneter Medizingeräte zur Selbstmessung

Referenzwerte

- INR: 1,0; bei Cumarintherapie: 2,0–3,5; INR international vergleichbar
- Quick: 70–130 %; bei Cumarintherapie: 15–30 % (bezogen auf »Normalplasma«); Quickwert je nach Labormethode unterschiedlich

Insulin, C-Peptid

- Insulin (Hormon aus der Bauchspeicheldrüse) hat vielfältige Aufgaben: Zum Beispiel regelt es den Gehalt an

Blutzucker (Glukose) und verhilft ihm in die Zellen unter anderem von Leber, Muskeln und Fettgewebe, bis der Blutzuckerspiegel beispielsweise nach dem Essen wieder einen normalen Wert erreicht hat; des Weiteren hemmt es den Fettabbau

- bei Nahrungsaufnahme vermehrte, beim Fasten verminderte Ausschüttung
- auch andere Hormone (s. S. 21) wirken auf den Blutzucker wie → Cortisol; allein Insulin kann ihn senken
- Glukose wird im Gehirn übrigens unabhängig von Insulin aufgenommen, bei Überdosierung von Insulin bekommt es aber weniger vom Blutzucker ab
- sinkt der Blutzucker stark ab, kommen Gegenspieler (Antagonisten) des Insulins wie → Cortisol, → Adrenalin oder Glukagon zur Wirkung
- fehlt körpereigenes Insulin, wird es regelmäßig gespritzt und die Menge über den Blutzuckerwert kontrolliert
- neuerdings als Dopingmittel missbraucht, um Energie besser im Muskel speichern zu können; Gefahr: Koma durch Unterzucker im Gehirn, Hemmung der eigenen Insulinproduktion
- **veränderte Werte bei** Diabetes mellitus, Schwangerschaft, Insulinantikörperbildung, insulinbildendem Bauchspeicheldrüsentumor
- **Nachweis dient** der Beurteilung des Zuckerstoffwechsels, wenn → Blutzucker nicht ausreicht; Körper bildet gleichzeitig Insulin und das Fragment C-Peptid; das Verhältnis von Insulin zum C-Peptid kann Doping oder andere Manipulation mit Insulin entlarven

Wo messbar?

- im Serum

Referenzwerte

- Werte schwanken je nach Labormethode und zeitlichem Abstand zum Essen
- Insulin: 14–165 pmol/l (2–23 mU/l)
- C-Peptid: 0,36–0,7 nmol/l (1,1–2,1 µg/l oder ng/ml)

Kalium

- beteiligt an Vorgängen in Nerven- und Muskelgewebe
- zu viel Kalium kann Herzstörungen verursachen
- kaliumreich sind Bohnen, Spinat, Kartoffeln, Fenchel, Bananen, Obstsäfte
- **vermindert Werte** des Elektrolyts (s. S. 17) durch Medikamente wie Entwässerungs- oder Abführmittel
- **veränderte Werte auch bei** Durchfall, Nierenerkrankungen oder Zellschädigungen, aber auch durch falsche Lagerung der Blutprobe, wodurch Kalium frei wird
- **Nachweis als** Hinweis auf Funktion von Nerven- und Muskelzellen; speziell bei Herzkrankheiten wichtig

Wo messbar?
- in Serum und 24-Std.-Urin

Referenzwerte
- Serum: 3,6–4,8 mmol/l
- 24-Std.-Urin: 50–100 mmol/Tag

Kalzium

- verleiht den Knochen Stabilität, ist wichtig für Nerven- und Muskelfunktion; Hilfsstoff bei der Blutgerinnung
- Parathormon steigert, Calcitonin senkt Kalzium
- Kalzium wird erhöht durch Milchprodukte, Käse, Spinat, Brokkoli und zu wenig Flüssigkeit; es wird vermindert durch Östrogene, Entwässerungsmittel, kalziumhaltige Magenmittel, Vitamin-A-Präparate (gegen Akne)
- **veränderte Werte auch bei** Mangel oder Überfluss an → Vitamin D, Nieren-, Nebenschilddrüsen-, Krebserkrankungen sowie Wachstumsstörungen und Osteoporose
- **Nachweis zur** Überprüfung des Kalziumhaushalts, sinnvoll erst in Zusammenhang mit → Phosphat, → Magnesium, → Kalium, eventuell → Calcitonin/Parathormon

Wo messbar?
- in Serum und 24-Std.-Urin

Referenzwerte2
- Serum: 2,15–2,54 mmol/l (8,6–10,3 mg/dl)
- 24-Std.-Urin: ‹ 0,1 mmol (4 mg)/kg Körpergewicht

Ketone

- wenn Kohlenhydrate fehlen, werden Körperfette abgebaut; deren Abbauprodukte sind Ketone
- **Nachweis als** Hinweis auf Diabetes, Schwangerschaftskomplikation, mangelnde Kohlenhydratzufuhr (Fasten)

Wo messbar?
- im Serum

Referenzwerte
- Serum: negativ

Kupfer (und Coeruloplasmin)

- im Stoffwechsel benötigtes essenzielles Spurenelement (s. S. 24; Bedarf: 1,5–3 mg/Tag)
- zum Teil an Eiweiß Coeruloplasmin gebunden, über Galle (wenn erhöht auch über Nieren) ausgeschieden
- bei Wilsonkrankheit ist Coeruloplasmin dauerhaft erniedrigt, Kupfer lagert sich in Geweben ab und ist im Serum vermehrt vorhanden, was zellzerstörend wirkt
- Kupfer im Blut wird erhöht durch Vollkornbrot und Steinpilze, die Einnahme der »Pille« sowie bei Entzündungen, Leberschäden und Schwangerschaft
- **Nachweis dient** der Diagnose der Wilsonkrankheit

Wo messbar?
- in Serum und 24-Std.-Urin

Referenzwerte
- Gesamt-Kupfer
  Serum: 11–22 µmol/l (70–111 µg/dl)
  24-Std.-Urin: bis 1,0 µmol/Tag (60 µg/Tag)
- Coeruloplasmin: 0,23–0,44 g/l

Laktat

- Endprodukt der Milchsäuregärung, also des anaeroben (sauerstofffreien) Abbaus der → Glukose, wodurch der Körper mehr Energie gewinnt, als er durch die reine Sauerstoffatmung zur Verfügung hätte
- je besser trainiert jemand ist, desto weniger anaerober Glukoseabbau erfolgt im Körper
- fällt zu viel Laktat an, übersäuert das Blut (lebensgefährliche Laktacidose)
- **veränderte Werte bei** Kreislaufstillstand, Erstickung, Geburtszwischenfällen, schweren Infektionen und Verbrennungen
- **Nachweis dient** der Bestimmung des Trainingszustandes

Wo messbar?

- im Serum; Schnelltest im Kapillarblut (Fingerbeere)

Referenzwerte

- Serum: <2,2 mol/l

LDH (Lactatdehydrogenase), HBDH

- Enzyme (s. S. 18), die vor allem im Zellinneren des Herzens (LDH1) und sonstiger Muskeln (HBDH) vorkommen
- stärkere körperliche Anstrengung erhöht die Werte
- **Nachweis dient** der Verlaufskontrolle bei Herzinfarkt, da es langsamer sinkt als zum Beispiel → CK-MB; bei bestimmten Formen der Blutarmut

Wo messbar?

- im Serum

Referenzwerte

- LDH: <250 U/l
- HBDH: 72–182 U/l

LDL-Cholesterin

→ Cholesterin

Leukozyten

→ Blutkörperchen, weiße

LH (Luteinisierendes Hormon)

→ FSH und LH

Lipase

→ Pankreas-Amylase

Magnesium

- vor allem in Knochen und Muskulatur enthaltenes Elektrolyt (s. S. 17), beeinflusst Enzyme (S. 18), → Kalium- und → Kalziumverteilung
- Tagesbedarf: 300–350 mg
- **erhöht durch** Vollkornbrot, Soja, Spinat sowie Entwässerungsmittel und magnesiumhaltige Magensäurebinder
- **veränderte Werte auch** bei Erbrechen, Durchfall, Diabetes mellitus, Schilddrüsenüberfunktion und Aldosteronüberproduktion
- **Nachweis dient der** Ursachensuche bei Herzrhythmusstörungen, Muskelkrämpfen, -zittern

Wo messbar?

- im Serum

Referenzwerte

- Serum: 0,75–1,10 mmol/l (1,8–2,7 mg/dl)

Malaria (durch Plasmodien)

- bedeutendste importierte Gruppe von Tropenkrankheiten
- infizierte weibliche Stechmücke (Gattung Anopheles) injiziert mit ihrem Speichel Vorstufen der Plasmodien, welche sofort das Lebergewebe befallen und sich dort vermehren, bis die Leberzellen platzen

- sie gelangen in die Blutbahn und befallen die roten Blutkörperchen, die ebenfalls platzen; weiterentwickelte Formen werden von anderen Mücken wieder aufgenommen, im Speichel angereichert und erneut weitergegeben
- drei Malariaformen durch vier verschiedene Plasmodien; Ausbruch der Erkrankung nach zwei bis drei Wochen; gefährlichste und häufigste Form: Malaria tropica durch Pl. falciparum (meist aus Afrika importiert)
- Symptome anfangs oft grippeähnlich, dann starke Kopfschmerzen (bei Hirnbefall: Koma, Krampfanfälle), Durchfall, Gelbsucht, Schüttelfrost; bei komplizierter Malaria bis Schock, Nierenversagen, lebensbedrohlich
- Fieberrhythmus theoretisch für jeweiligen Erreger typisch, oft aber nicht vorhanden oder verändert
- Malaria wird hierzulande oft übersehen und erst spät behandelt; wer im Ausland war oder in der Nähe eines Flughafens wohnt, sollte bei entsprechenden Symptomen den Arzt darauf hinweisen
- beste Vorbeugung sind Moskitonetze und helle, lange Kleidung sowie Mückenmittel
- bei Verdacht sind die Ärzte vor Ort wegen ihrer reichen Erfahrung oft eine gute Anlaufstelle
- Auswahl der medikamentösen Malariaprophylaxe richtet sich nach Reiseziel, regionaler Malariaform und Resistenzen der Erreger gegen das Medikament (in manchen Gebieten sind sie gegen mehrere Mittel resistent); es gibt derzeit keine Impfung
- Bildung von Teilresistenzen bei vielen Menschen in betroffenen Gebieten, sie erkranken dann weniger stark; Thalassämie und andere Hämoglobinstörungen schützen vor Malaria
- **Nachweis dient** der Bestimmung der Malaria und ihrer Form; s. auch Parasiten, S. 23

Wo messbar?

- im Fieberschub im Serum, »dicken Tropfen« (getrockneter Blutstropfen) oder Schnelltest im ungerinnbaren Blut

Referenzwerte
- negativ
- befallene rote Blutkörperchen: unkomplizierte Malaria ‹5 %, komplizierte Malaria ›5 %

MCH, MCHC, MCV (Erythrozytenindices)

- **MCH,** »Mittleres Corpusculäres Hämoglobin«: → Hämoglobingehalt des einzelnen roten Blutkörperchens
- **MCHC,** »Mittlere Corpusculäre Hämoglobin-Concentration«: Menge an Hämoglobin in den roten Blutkörperchen, gemessen an ihrer Größe
- **MCV,** »Mittleres Corpusculäres Volumen« zeigt, ob Blutkörperchen zu klein, normal oder zu groß sind
- **veränderte Werte bei** Blutarmut, Alkoholismus sowie Aufnahme von → Eisen, → Vitamin B_{12} und Folsäure
- **Nachweis als** Einblick in den Zustand der roten → Blutkörperchen, etwa bei Blutarmut, und Ursachensuche

Wo messbar?
- Rechenwert aus roten → Blutkörperchen, → Hämoglobin und → Hämatokrit

Referenzwerte
- MCH: 1,736–2,046 fmol (28–33 pg)
- MCHC: 20,48–22,34 mmol/l (33–36 g/dl)
- MCV: 80–96 fl

Natrium

- beeinflusst den Flüssigkeitsgehalt im Körper
- in der Regel zu hohe Aufnahme, Empfehlung: ‹2–3 g/Tag
- geringe Flüssgkeitszufuhr, salzhaltige Nahrung sowie Schwitzen erhöhen den Natriumwert im Körper, Medikamente wie Entwässerungsmittel vermindern ihn
- **veränderte Werte bei** Erbrechen, Durchfall, Fieber, Nierenleiden, Erkrankung der Nebennierenrinde (Mb. Addison) und Mangel des Hormons ADH (Diabetes insipidus)

- **Nachweis zur** Bestimmung des Elektrolyt- und Wasserhaushalts (s. S. 17)

Wo messbar?
- in Serum und 24-Std.-Urin

Referenzwerte
- Serum: 135–145 mmol/l
- 24-Std.-Urin: nahrungsabhängig 50–250 mmol/Tag

Neugeborenenscreening, Pränataldiagnostik

- vor allem Stoffwechselerkrankungen verhindern gesunde Entwicklung, sind schon beim Neugeborenen oder pränatal (vor der Geburt) feststell- und behandelbar, daher werden sie immer bestimmt
- Albumingehalt im Mekonium (erster Stuhlgang des Säuglings)
- dritter bis fünfter Lebenstag alle vorgesehenen Tests
- in der fünften Lebenswoche → CK-Nachweis
- **veränderte Werte bei** vererbter Anlage für die entsprechende Krankheit
- durch Spezialdiäten kann ein Ausbruch der jeweiligen Erkrankung verhindert oder der Verlauf verbessert werden
- **Nachweis von** Albumin, Trypsin **sucht nach** Mukoviszidose; **Suchtests** für Stoffwechselstörungen (Auswahl): Galaktose für Galaktosämie; Leucin für Ahornsirupkrankheit; Methionin für → Homocystinurie; Phenylalanin für Phenylketonurie; 17-OH-Progesteron für Adrenogenitales Syndrom; → TSH für Hypothyreose; → CK für Muskeldystrophie
- **Pränataldiagnostik** bei erhöhtem Risiko von Erbstörungen wie Down-Syndrom (Mutter >35; Vater >50 Jahre) mittels Fruchtwasserentnahme ab 15. Schwangerschaftswoche oder Chorionzottenbiopsie 7.–12. Woche, jeweils unter Ultraschallkontrolle

Wo messbar?

- Albumin im Stuhl, Rest im Fersen-Kapillarblut

Referenzwerte

- Albumin: bis 20 mg/g
- Galaktose: bis 10 mg/dl
- Leucin: bis 4 mg/dl
- Methionin: bis 1 mg/dl
- Phenylalanin: bis 2 mg/dl
- Trypsin: bis 80 ng/ml
- pränatal: Erbsubstanz und Chromosomensatz regelrecht

Neutralfette

- Die → Blutfette (Triglyceride) wirken als Energieträger und –speicher, sind im Serum messbar und dienen der Beurteilung des Fettstoffwechsels. Blutfettwerte sind sehr stark alters- und geschlechtsabhängig, Werte über 2,28mmol/l (200mg/dl) sind Besorgnis erregend.

Nitrit

→ Urinteststreifen

Östrogen, Östradiol, Östriol, Östron

- **Östrogene:** Geschlechtshormone (s. S.21) aus Eierstöcken, Mutterkuchen (Plazenta, in der Schwangerschaft), Nebennierenrinde und Hoden; bewirken Menstruationszyklus (s. auch Progesteron); Medikament zur Schwangerschaftsverhütung („Pille“), bei Wechseljahresbeschwerden.
- **Östradiol:** das wirksamste Östrogen
- **Östriol:** Ausscheidungsprodukt der Östrogene
- **Östron:** in Nebenniere gebildet, nach Menopause wichtig
- **Nachweis zur** Suche hormoneller Ursachen bei Ausbleiben der Periode, Eierstocktumor; Östriol: Hinweis auf Schwangerschaftsverlauf und Befinden des Embryos

Wo messbar?

- im Serum

Referenzwerte
- je nach Labormethode abweichende Werte
- tageszeitliche und zyklusabhängige Schwankung

Pankreas-Amylase, -Elastase, -Lipase

- Enzyme (s. S. 18) in der Bauchspeicheldrüse (Pankreas)
- Pankreas-Amylase: spaltet Mehrfachzucker
- Pankreas-Elastase: spaltet Strukturen des Bindegewebes
- Pankreas-Lipase: spaltet Fette
- **Nachweis von** Bauchspeicheldrüsenentzündungen, deren Verlauf und von Pankreasfehlfunktionen

Wo messbar?
- Pankreas-Amylase: in Serum und Urin
- Pankreas-Elastase: in Serum und Stuhl
- Pankreas-Lipase: im Serum

Referenzwerte
- Pankreas-Amylase: Serum: 13–53 U/l; Urin: bis 350 U/l
- Pankreas-Elastase: Serum: bis 2 ng/ml; Stuhl: >200 µg/g
- Pankreas-Lipase: Serum: 13–60 U/l

Phosphat

- an vielen Stoffwechselfunktionen beteiligt; in Erbsubstanz und Zellwänden; größter Anteil in Knochen und Zähnen gebunden; Ausscheidung über Nieren und Darm
- Konzentration im Blut abhängig von Parathormon, → Vitamin D und → Kalziumgehalt
- täglicher Bedarf: 1,3 g
- phosphatreich sind Streichkäse, Fisch, Kalbfleisch, Innereien, Vollkornbrot, Hülsenfrüchte, Artischocken
- Einnahme von Entwässerungsmitteln vermindert Phosphatgehalt im Körper; s. auch Elektrolyte, S. 17
- **veränderte Werte bei** Magersucht, Überfunktion der Schilddrüse, Nierenfunktionsstörung oder Gewebezerfall wie bei Unfällen und Tumoren

- **Nachweis dient** der Überprüfung des → Vitamin-D- und → Kalziumhaushalts sowie der Nierenfunktion

Wo messbar?
- in Serum und 24-Std.-Urin

Referenzwerte
- Serum: 0,84–1,45 mmol/l (2,6–4,5 mg/dl)
- 24-Std.-Urin: 23–48 mmol/Tag (0,7–1,5 g/Tag)

Phosphatasen

- Enzyme (s. S. 18), die Phosphatverbindungen zerlegen
- **Alkalische Phosphatase (ALP):** bei Kindern vor allem in Knochen, bei Erwachsenen in der Leber
- **veränderte ALP-Werte bei** Knochenwachstum, Leberleiden, Schwangerschaft
- **Prostata-Phosphatase (PAP):** in der Vorsteherdrüse
- **Saure Phosphatase (SPH):** wird beim Knochenabbau frei, kommt in Vorsteherdrüse, Thrombozyten und roten → Blutkörperchen vor
- **Nachweise zur** Verlaufskontrolle; **ALP:** Erkrankungen mit verstärktem Knochenabbau sowie Leberleiden; **PAP:** bei Prostatakrebs (Diagnostik durch → Tumormarker PSA); **SPH:** Prostata- oder Knochentumor

Wo messbar?
- im Serum

Referenzwerte
- ALP: Männer: bis 130 U/l; Frauen: bis 105 U/l
- PAP: bis 3,5 U/l; 6,5–10,05 U/l kontrollbedürftig
- SPH: Männer: bis 6,6 U/l; Frauen: bis 6,5 U/l

Progesteron (Gelbkörperhormon)

- Gestagen aus dem Eierstock; in zweiter Zyklushälfte vermehrt gebildet; erhöht Körpertemperatur um 0,4–0,6 °C, kann zur Ermittlung unfruchtbarer Tage genutzt werden

- Hormon (s. S. 21) gewährleistet Einnistung des befruchteten Eies, hält die Schwangerschaft aufrecht
- **veränderte Werte bei** »Pille«, Schwangerschaft, Nierenfunktionsstörungen, Tumoren der Nebennierenrinde
- **Nachweis zur** Ursachensuche bei unerfülltem Kinderwunsch oder Suche nach angeborenem Enzymmangel (Hydroxylase), wobei kein Cortisol gebildet werden kann

Wo messbar?

- im Serum

Referenzwerte

- Follikelphase: < 3,2 nmol/l (< 1 µg/l)
  Lutealphase: > 32 nmol/l (> 10 µg/l)
- Schwangerschaft: > 100 nmol/l (> 32 µg/l)
  Wechseljahre: < 3,2 nmol/l (< 1 µg/l)
- Kinder: < 2,0 nmol/l (6,5 µg/l)
  Männer: 0,6–9,1 nmol/l (2–30 µg/l)

Protein

→ Gesamteiweiß

Quick (Thromboplastinzeit)

→ INR

Renin

- hauptsächlich in den Nieren gebildetes Enzym (s. S. 18), wenn deren Durchblutung geringer wird; bewirkt Gefäßverengung, beeinflusst die Wasserausscheidung über die Niere und reguliert damit den Blutdruck
- **veränderte Werte bei** Nierengefäßverengung, Funktionsstörungen der Niere; **beeinflusst werden die Werte auch durch** ACE-Hemmer, Entwässerungsmittel, die »Pille« und Magensäurebinder
- **Nachweis** von Bluthochdruck durch Nierenerkrankung

Wo messbar?

- im Plasma

Referenzwerte

- abhängig von Körperhaltung
- liegend: 3–19 µg/l
- aufrecht: 5–40 µg/l

Rheumafaktoren

- gegen körpereigene → Immunglobuline G gerichtete → Autoantikörper
- Tumortherapie erhöht die Rheumafaktoren, Antirheumatika verringern sie
- **veränderte Werte bei** fortgeschrittenem Alter, ohne krank zu sein, sowie chronischer Gelenksentzündung
- **Nachweis dient** der Kontrolle bei Verdacht auf rheumatische oder Autoimmunerkrankung, ist allerdings ungenau (falsch-negative Ergebnisse, sogenannte seronegative rheumatoide Arthritis), daher → CCP empfohlen

Wo messbar?

- im Serum

Referenzwerte

- gesamt: <20 U/ml

Röteln-Antikörpertiter

→ Impftiter

Schilddrüsendiagnostik

- die Hormone (s. S. 21) Trijodthyronin (T3) und Thyroxin (T4) beschleunigen den Stoffwechsel, fördern Wachstum und Entwicklung des Kindes, regen Nervensystem und Muskulatur an
- Thyroidea-stimulierendes Hormon (TSH) aus Hypophyse und Thyreotropin-Releasing Hormon (TRH) aus

Hypothalamus stimulieren die Funktion der Schilddrüse und die Bildung der Schilddrüsenhormone T3/T4 in einem Regelkreis, der ihnen rückmeldet, ob ausreichend Hormone vorhanden sind
- jodreich sind Jodsalz, Seelachs, Schellfisch, Miesmuscheln, Rotbarsch, Lebertran; auch Röntgenuntersuchungen mit jodhaltigen Kontrastmitteln und Therapien mit Schilddrüsenhormonen erhöhen die Werte
- **Nachweise dienen** der Überprüfung der Schilddrüsenfunktion, auch im → Neugeborenenscreening; **TRH-Test prüft** den Regelkreis: TRH wird in den Kreislauf gespritzt, stimuliert TSH, dessen Wert gemessen wird; freies T3/T4 alleine gemessen bringt oft nicht die entscheidende Information, daher ist TSH wichtig

Wo messbar?
- im Serum

Referenzwerte
- freies T3: 53,9–6,7 pmol/l (2,5–4,4 ng/l)
- freies T4: 10–23 pmol/l (8–18 ng/l)
- TSH: Säuglinge: bis 14 mU/l;
  Erwachsene: basal 0,4–4,2 mU/l
- TRH-Test: TSH 30 Min. nach TRH-Gabe 2,5–25 mU/l

Schwangerschaftstest mit HCG

- schon in den ersten Schwangerschaftswochen bildet der Körper schwangerschaftstypische Substanzen
- **HCG** ähnlich wie LH, → FSH und Prolaktin wirkende Gruppe von Hormonen, die in den ersten Schwangerschaftsmonaten höchste Werte erreicht und vor Ausbleiben der nächsten Regel positiv ist
- **Nachweis dient** der Bestätigung und Kontrolle einer Schwangerschaft

Wo messbar?
- im Urin als Teststreifen

Referenzwerte
- Schwangerschaftstest: positiv ab 30 U/l
- 8.–12. Schwangerschaftswoche: 10 000–230 000 U/l
- Nichtschwangere: negativ (bis 10 U/l)

Schwermetalle

- chemische Elemente, die über die Haut, die Atemwege oder Nahrung in den Körper gelangen
- größere Mengen lagern sich in Körpergeweben ab
- können Allergien (Nickel), schwere Vergiftungen (Blei, Quecksilber, → Amalgam) verursachen oder Tumoren auslösen (Cadmium)
- **Nachweis dient** der Feststellung einer durch ein entsprechendes Metall verursachten (Berufs-)Krankheit oder Hinweisen bei Verdacht auf eine Vergiftung

Wo messbar?
- in Serum, Blut oder Urin

Referenzwerte
- je nach Metall und Dauer der Aufnahme unterschiedlich

Selen

- Spurenelement (s. S. 24) in Meeresfrüchten, Vollkornprodukten, Nüssen, Kuhmilch, Knoblauch, Fisch, Eiern
- abwehrstimulierend, entzündungshemmend, schützt vor Radikalen und Krebserkrankung, bindet an verschiedene Eiweiße, wichtige Funktion bei Produktion der Schilddrüsenhormone; wird den Futtermitteln der Nutztiere zugesetzt, da der Boden nicht mehr genügend davon bereitstellt
- ein Zuviel ist giftig, es kann eventuell Diabetes begünstigen; eine Unterversorgung wie bei Alkoholkrankheit oder künstlicher (parenteraler) Ernährung führt zu Mangelerscheinungen wie Muskelschwäche und zu einer unerwünschten Erhöhung von → AST und → ALT

- die DGE (Deutsche Gesellschaft für Ernährung) empfiehlt 70 µg Selen pro Tag
- **Nachweis dient** der Kontrolle, ob ausreichend viel Spurenelement vorhanden ist

Wo messbar?

- im Serum

Referenzwerte

- Serum: 0,6–1,5 µmol/l

Spermiogramm

- Sperma enthält Spermien und Sekrete aus Samenbläschen, Vorsteherdrüse und Nebenhoden, die die Beweglichkeit und Lebensdauer der Spermien beeinflussen
- ungewollte Kinderlosigkeit kann an Zusammensetzung des Spermas und mangelnder Funktionstüchtigkeit der Samenzellen (Spermien) liegen
- Verbesserung oft durch Ruhe; selteneren Samenerguss
- **veränderte Werte bei** Erkrankungen der beteiligten Organe wie Mumps, bei Prostataminderfunktion, Infekten, Samenwegsverschluss
- **Nachweis bei** der Ursachensuche bei unerfülltem Kinderwunsch

Wo messbar?

- im Ejakulat, wenn letzter Samenerguss vier Tage zurückliegt

Referenzwerte

- Verflüssigungszeit: bis 30 Min.
- pH-Wert: 7,2–8,0
- Farbe: milchig-weiß bis graugelb
- Menge: >2 ml/Ejakulat
- Fruktose: >13 µmol/Ejakulat
- Citrat: >52 µmol/Ejakulat
- Spermienzahl: >20 Mio/ml
- Aussehen: >20 % normale Formen

Steinanalyse

- Nierensteine: aus Kalzium und Oxalsäuren oder → Harnsäure
- Gallensteine: in Gallengängen und -blase; aus → Cholesterin, Kalk oder → Bilirubin
- die Steine werden heute meist operativ entfernt und nur noch selten untersucht

Stressprofil

Stress bezeichnete eine Reaktion auf überlastende Anforderungen im Alltag, wie Dauerbelastung, hohe Arbeitsanforderungen oder beruflich-private Doppelbelastung.
Wie wir in Not reagieren, ist schon seit Urzeiten festgelegt: → Adrenalin wird üppig ausgeschüttet, was den Körper in Alarm versetzt. Die Stressreaktion folgt: Kampf – Flucht, oder im Extremfall Totstellen. Dieses »Programm« läuft bei jedem von uns tagtäglich ab, meist im Kleinen, sodass wir es nicht bemerken.
Hält der Alarm länger an, also bei ständiger unmerklicher »Überforderung«, wird Cortisol ausgeschüttet, das Energie bereitstellt. Es wirkt auch entzündungshemmend, antiallergisch und abwehrunterdrückend. Dies geschieht auch, wenn Adrenalin aufgrund einer Krankheit verstärkt und ohne äußeren Grund gebildet wird.

- Phänomen des Cortisolabfalls: Sobald man zur Ruhe kommt, werden Krankheitssymptome nicht mehr unterdrückt; Cortisol schädigt auf Dauer die Gefäßinnenwände, was zu Schlaganfall oder Herzinfarkt führen kann; verstärkend kann hier eine Erhöhung des → Homocysteins beitragen
- der Körper kann auch selbst Stress produzieren, zum Beispiel bei Schilddrüsenfehlfunktion (→ TSH), Bildungsstörungen im Nebennierenmark (→ Adrenalin)
- → CRP gibt Hinweise auf bestehende Entzündungen im Körper, die die Gefäße auf Dauer schädigen können

- → Selen, → Zink und B-Vitamine wirken schützend bei Stress und sollten ausreichend vorhanden sein
- **Nachweis dient** der Erkennung einer erhöhten Stressbereitschaft
- Stressprofil kann bestehen aus → Adrenalin, → Cortisol, → CRP, → Homocystein, → TSH, → Selen, → Zink

Wo messbar?

- im Serum

Referenzwerte

- s. bei den entsprechenden Werten

Testosteron (Geschlechtshormon)

- wichtigstes Hormon (s. S. 21) des Mannes, vor allem im Hoden gebildet, kleine Mengen auch in Nebennierenrinde, 98 % an ein Globulin gebunden und damit nicht wirksam; bewirkt die Ausprägung der männlichen Geschlechtsorgane und des Aussehens; Anstieg durch muskelaufbauende Anabolica, Hormontherapie
- Wechseljahre des Mannes ab 45. Lebensjahr durch vermindert freies Testosteron mit ähnlicher Symptomatik wie bei Frauen; gehört zur Gruppe der Androgene
- in geringen Mengen in Eierstöcken der Frau
- **veränderte Werte bei** Leber- und Nierenerkrankungen sowie bei Bildungsstörungen infolge Hodenerkrankung
- **Nachweis dient** der Suche nach hormoneller Krankheitsursache, Libidostörung, Impotenz, Unfruchtbarkeit
- bei Frauen Ursachensuche, wenn Aussehen »männlicher« wird, die Regel ausbleibt, oder bei Libidostörung

Wo messbar?

- im Serum

Referenzwerte

- tageszeitliche Schwankungen
- Männer: gesamt › 3,0 ng/ml (11–30 nmol/l)
- Frauen: ‹ 0,6 µg/l

Transferrin

→ Eisen

Thrombozyten

→ Blutplättchen

Triglyceride

→ Neutralfette

Trijodthyronin (T3) und Thyroxin (T4)

→ Schilddrüsendiagnostik

Tropenmedizin für Tropenkrankheiten

Sie berät vor Tropenaufenthalten, um den dort häufig auftretenden, gefährlichen Krankheiten vorzubeugen. Je nach Region sind bestimmte Impfungen nötig oder vorgeschrieben. Dafür muss oft der → Impftiter bestimmt werden, wie bei → Hepatitiden. Die Erreger und Parasiten von Tropenkrankheiten (s. S.23) können sich bestens vermehren, sterben nicht durch winterliche Kälte oder Trockenheit ab.

- Auswahl von Tropenkrankheiten: Amöbenruhr (Durchfall) durch Amöben über verunreinigtes Wasser und Nahrung, Dengue-Fieber durch Viren über Mücken, Ebola (hämorrhagisches Fieber) durch Ebolaviren, Flussblindheit durch Fadenwürmer über Kriebelmücke aus Flüssen, Gelbfieber durch Gelbfiebervirus über Mücken, kutane Leishmaniose (Orientbeule, auf Haut beschränkt) durch Leishmanien, → Malaria durch Plasmodien, Trypanosomiasis (Schlafkrankheit, unbehandelt tödliche Hirnhautentzündung) durch Trypanosomen über Tsetsefliege, Typhus (Durchfall) durch Samonella typhi über verunreinigtes Wasser und Nahrung

- bei Beschwerden nach Tropenaufenthalten sind spezifische Tests durch spezialisierte Labors nötig, um die Ursache zu finden, wie → Malaria
- beste Vorbeugung vieler Magen-Darm-Infektionen ist der Leitsatz: »Kochen, Schälen oder Vergessen«, bezogen auf Nahrungsmittel wie Obst, Gemüse, Salat; Waschen reicht meist nicht
- zusätzliche hygienische Maßnahmen befolgen: Wasseraufbereitung, Desinfektion der Hände, effizienter Mückenschutz durch dichtes Moskitonetz, Mückenmittel, lange Kleidung, Ungezieferbekämpfung allgemein (verwanzte Betten meiden), Baden in Seen oder unbekanntem Gewässer meiden
- Chemoprophylaxe: Impfungen möglich gegen Gelbfieber (bei Einreise aus bestimmten betroffenen Ländern Pflicht), Cholera, Hepatitiden A und B, Japanische Enzephalitis, Poliomyelitis, Tollwut, Typhus
- **Nachweise dienen** der Bestimmung der verursachenden Parasiten

Wo messbar?

- unspezifische oder spezifische Antikörper gegen Würmer etc., Bakterien im Serum; Direktnachweis der Parasiten aus Gewebe, Haut, Sekreten, Stuhl, Biopsien

Referenzwerte

- in der Regel: negativ

Troponin T (cardiales Troponin)

- ein Eiweiß (s. S. 16) aus den Herzmuskelzellen, das die Bewegung des Herzmuskels ermöglicht
- ins Blut freigesetzt bei Herzzellschädigung wie Herzinfarkt; → Creatinkinase-(CK-)MB
- die Werte werden kaum beeinflusst, da sehr spezifisch für Herzmuskelzellen; die Infarktgröße oder eine zu lange oder zu kühl gelagerte Probe erhöht den Wert
- **Nachweis dient** dem Schnelltest bei Herzschädigung

Wo messbar?
- im Serum und Vollblut, als Schnelltest vor Ort möglich

Referenzwerte
- etwa drei Std. nach dem Infarkt messbar, höchste Werte nach 24 Std., 10–14 Tage danach wieder normal
- negativ oder < 0,1 µg/l

TSH und TRH

→ Schilddrüsendiagnostik

Tumormarker (TM)

- Geschwülste (Tumoren) bilden häufig für Tumorwachstum typische Stoffe, zum Beispiel vermehrt Hormone
- kleine Tumoren bilden häufig so wenig Marker, dass sie nicht gefunden werden
- Calcitonin ist ein TM für Schilddrüsenkarzinom, CEA Carcino-Embryonales Antigen für Darm-, Pankreaskrebs, CA 15–3 für Brustkrebs, CA 19–9 für Pankreaskarzinom, CA 125 für Ovarialkarzinom, 5-Hydroxyindolessigsäure für Karzinoid
- PSA: Prostataspezifisches Antigen ist immer vorhanden, erhöht bei Krebs, daher als Früherkennung und TM
- **veränderte Werte bei** Vorgängen im Körper wie Schwangerschaft oder Entzündungen (je nach Tumormarker), bei Tumoren, aber auch gutartigen Geschwülsten oder anderen Erkrankungen (Calcitonin bei Osteoporose) sowie durch Medikamente, die den Tumor zerstören oder ihn am Wachstum hindern, und operative Entfernung oder Verkleinerung des Tumors
- **Nachweis dient** der Verlaufs- und Therapiekontrolle, fast nie der Tumorsuche

Wo messbar?
- meist im Serum

Referenzwerte
- abhängig von Labormethode und Tumormarker
- PSA-Grenzwert 4,0 ng/ml (auch bei gutartigen Tumoren)
- PSA-Quotient aus freiem und Gesamt-PSA $<0{,}15$ bei Karzinom aussagefähig

Tumorpatienten hängen nicht selten ihr gesamtes Hoffen und Bangen an Tumormarker und nehmen sich damit die Chance, gesunde Phasen selbstbestimmt und den Umständen entsprechend zufrieden zu leben.

Urinsediment

- Kristalle, Zylinder und Zellen im Urin, die sich beim Zentrifugieren im Röhrchen absetzen, wo sie auf Beschaffenheit und Strukturen bestimmt werden können
- die Zusammensetzung ist verändert bei Entzündungen der Nieren und Harnwege, Nierensteinen, Tumoren, Abstoßungsreaktion nach Gewebeübertragung

Urinteststreifen

- auf den kleinen Teststreifenfeldern wird jeweils ein Stoff nachgewiesen; der Teststreifen wird kurz in Urin gehalten, nach einigen Minuten abgelesen (Farbreaktionen); häufige Werte sind: weiße → Blutkörperchen, Blutzucker, Gesamteiweiß, Hämoglobin, Nitrit (→ Bakteriennachweis), pH-Wert, Urobilinogen (→ Bilirubin)
- Teststreifen dienen nur der groben Orientierung!

Vanillinmandelsäure

→ Adrenalin

Vaterschaftstest

Das Erbgut (s. Gene, S. 19) setzt sich zu gleichen Teilen aus dem der Eltern zusammen und wird entsprechend an die Kinder weitergegeben, sodass eine Verwandtschaft mit einer Wahrscheinlichkeit von 99,999 % nachgewiesen werden kann. Je mehr Familienmitglieder untersucht werden, desto genauer ist die Aussage zur Verwandtschaft möglich.

- DNA wird für den Test aus mehreren Zellkernen extrahiert, danach so vorbereitet, dass das Genprofil erstellt werden kann, das statistisch gesehen einmalig ist
- verschiedene sogenannte Mikrosatelliten (MS), also bestimmte DNA-Regionen, werden nachgewiesen und die Wahrscheinlichkeit einer Übereinstimmung berechnet
- **Richtlinie der Bundesärztekammer** (Dt. Ärzteblatt, 10: A 665, 2002): Nur mit der Einwilligung oder der seines Sorgeberechtigten darf die Abstammung eines Menschen ohne richterlichen Beschluss untersucht und festgestellt werden; Probennahme nur durch einen Arzt unter besonderer Sorgfalt (Kennzeichnung des Untersuchungsmaterials)
- **veränderte Werte** gibt es praktisch nicht, nur bei Verwechslung oder falsch gelagertem Material
- **Nachweis dient** der Bestimmung des Genprofils, das die Verwandtschaft belegen kann

Wo messbar?

- in Zellen eines Mundschleimhautabstrichs oder im Blut

Referenzwerte

- Übereinstimmung von Mikrosatelliten und Berechnung der Wahrscheinlichkeit; je mehr Mikrosatelliten untersucht werden, umso sicherer ist die Aussage; mit einer hochauflösenden Typisierung werden letzte Zweifel ausgeräumt

Vitamine A, D, E, K

- Gruppe der fettlöslichen Vitamine (s. S. 25); auch eine überdosierte Einnahme ist möglich; dies kann Vergiftungen verursachen

- **Vit. A** (Retinol): wichtig beim Sehvorgang; Bedarf: 0,8–1,1 mg/Tag aus Karotten, Fenchel, Spinat als Vorstufe (Betacarotin oder Provitamin A; auch in den meisten roten Obst- und Gemüsesorten enthalten); ein Zuviel verursacht Schmerzen, Schwindel, Erbrechen
- **Vit. D** (Calciferol): als Vorstufe aus Fischen, Pilzen im Darm aufgenommen oder in der Haut durch Sonnenlicht aus → Cholesterin gebildet, in Leber und Nieren umgebaut, beeinflusst es schließlich den → Kalziumhaushalt; Bedarf: 5 µg/Tag, im Wachstumsalter: 10 µg/Tag
- **Vit. E** (Tocopherol): Bedarf: 15 mg/Tag aus Pflanzenölen, Sojabohnen, Paprika etc.; schützt Zellmembranen
- **Vit. K** (Phyllochinon): Bedarf: 60–80 µg/Tag aus Huhn, Linsen, Kopfsalat, Kohlsorten, Spinat, Kiwi etc.; bewirkt die Bildung bestimmter Gerinnungsfaktoren (s. S. 19) in der Leber; wird auch von Darmbakterien gebildet
- **Nachweis dient** der Erkennung von Mangelfolgen: Vit. A: verminderte Sehfähigkeit; Vit. D: verringerte Knochenhärte (Osteoporose); Vit. E: verminderter Schutz der Zellmembranen; Vit. K: Gerinnungsstörungen (s. S. 19)

Wo messbar?

- im Serum

Referenzwerte

- Vit. A: 1,05–2,80 µmol/l (30–80 µg/dl)
- Vit. D_3: Kinder: 100–250 pmol/l (40–100 ng/l)
  Erwachsene: 75–200 pmol/l (30–80 ng/l)
- Vit. E: 12,0–42,0 µmol/l (5,1–17,8 mg/l)
- Vit. K: 50–600 ng/l

Vitamin B_1, B_{12} und Folsäure

- wasserlösliche Vitamine (s. S. 25)
- **Vit. B_1** (Thiamin): zur Energiegewinnung im Kohlenhydratstoffwechsel wichtig; bei Mangel entsteht die Krankheit Beriberi mit Schwäche und Nervenschäden; Bedarf: 1,0–1,3 mg/Tag aus Keimschicht von Getreide-

und Reiskörnern (fehlt bei gesiebtem Mehl, poliertem Reis), Sojabohnen, Zucchini, Schweinefleisch, Huhn

- **Vit. B_{12}** (Cobalamin): unter anderem an der Bildung der Erbsubstanz beteiligt; Mangel erst nach Jahren bemerkbar, da in der Leber in großen Mengen gespeichert; bei Mangel entstehen zu wenige, aber zu große rote Blutkörperchen (Blutarmut, perniziöse Anämie), die Nerven werden geschädigt; Bedarf 3 µg/Tag aus Fisch, Lamm; Vit. B_{12} kann im Dünndarm nur in Anwesenheit des »Intrinsic-Faktors« aus dem Magen aufgenommen werden; Prüfung mit **Schilling-Test**, ob der Mangel am Fehlen dieses Faktors liegt; Vit.-B_{12}-Mangel kann verursacht sein durch Alkoholabhängigkeit, Schilddrüsenüberfunktion, Fischbandwurmbefall, operative Entfernung des Dünndarms; eventuell auch bei Säuglingen, die von streng vegetarisch lebenden Müttern gestillt werden
- **Folsäure:** an der Bildung der Erbsubstanz beteiligt; bei Mangel ähnliche Folgen wie bei Vit.-B_{12}-Mangel; Bedarf: 400 µg/Tag aus Blattgemüse, Kichererbsen, Mungobohnen, Kohl, Bierhefe
- **Nachweis dient** der Suche nach Vitaminmangel und dessen Ursachen bei Beschwerden

Wo messbar?

- Vit. B_1 im Plasma; Vit. B_{12}, Folsäure im Serum
- Schilling-Test im Urin

Referenzwerte

- Vit. B_1: 71–185 nmol/l (24–62,5 µg/l)
- Vit. B_{12}: 148–738 pmol/l (200–1000 ng/l)
- Schilling-Test: mehr als 10 % des gespritzten Vit. B_{12}
- Folsäure: 4–20 nmol/l (1,8–9,0 µg/l)

Vitamin C (Ascorbinsäure)

- regt Zellstoffwechsel an, beschleunigt die Heilung von Wunden, schützt Zellen vor den schädlichen Wirkungen freier Radikale, stärkt Abwehrkräfte, ist wasserlöslich

- Bedarf: 100 mg/Tag aus Kohl, Paprika, Brokkoli, Orangen, Kiwi, Schwarzen Johannisbeeren, Sanddornbeeren
- **Nachweis zur** Erkennung von Mangelerkrankung mit Zahnausfall, Blutungen (führt zu Skorbut; bei Seefahrern, die kein frisches Obst und Gemüse bekamen)

Wo messbar?
- im Serum

Referenzwerte
- Serum: 34–114 µmol/l (6–20 µg/ml)

Vogelgrippe, SARS (Schweres Akutes Respiratorisches Syndrom)

- am 29.3.2003 starb der Arzt Carlo Urbani an dem Virus (s. S. 24), mit dem er sich in Hanoi angesteckt hatte
- erstmals gesichert in Guandong, China, aufgetreten, erster Verdachtsfall bei Geflügel in Deutschland 2003
- Erreger: Coronavirus H5N1, Hauptwirt Schleichkatze; ebenfalls als Wirte vermutet werden auch Kakerlaken und Fledermäuse (Hufeisennase)
- nach Inkubationszeit von 2–7 Tagen schweres Fieber und atypische Lungenentzündung
- es handelt sich um eine vom Tier auf den Menschen übergesprungene Erkrankung (Zoonose); wiederholt sterben Menschen nach Kontakt mit Geflügel oder Verzehr von Geflügelfleisch; fraglich ist, ob die Infektion von Mensch zu Mensch übertragbar ist und, wenn ja, wie leicht; bislang ist diese Übertragung äußerst selten
- bei Befall einer Zuchtgeflügelgruppe werden strengste Hygienemaßnahmen und Keulungen der Geflügel im weiteren Umkreis als Gegenmaßnahmen betrieben
- »Aufstallung« von Geflügel wie Hühnervögeln, Wachteln, Enten, Gänsen, Laufvögeln: Bei Nachweis oder Verdacht auf Vogelgrippe im Umkreis ist Freilandhaltung verboten, um eine weitere Ausbreitung über Vogel-

kot durch vorbeifliegende Vögel zu vermeiden; diese Pflicht gilt im Umkreis von drei Kilometern um den Auffindort eines infizierten Wildvogels oder um einen betroffenen Zuchtbetrieb
- **Nachweis von** Vogelgrippe

Wo messbar?
- im Serum auch als Schnelltest (für Geflügel und Mensch geeignet), Erregergennachweis mit Schleimhauttupfer

Referenzwerte
- Serum: negativ
- Nachweis des Genotyps H5N1: negativ

Zink

- Spurenelement (s. S. 24), das in Meeresfrüchten, Vollkornprodukten, Weizenkeimen, Nüssen, Kuhmilch, roten Fleischsorten, Linsen etc. vorkommt
- abwehrstimulierend, wichtiger »Radikalfänger«, wundheilungsfördernd, verbessert die Leistungs-, Konzentrations- und Gedächtnisfähigkeit; für alle Lebewesen essenziell, wichtig für Enzyme, Hormone, Eiweiß-, Zucker- und Fettstoffwechsel sowie in der Erbsubstanz
- hoher Zinkbedarf im Wachstum
- WHO empfiehlt 15 mg Zink pro Tag; Aufnahme >200mg führt zu Übelkeit, Erbrechen, Durchfall; ab 1 g giftig
- Zinkmangel verursacht Keimdrüsenunterfunktion und Blutarmut; Zinksalben wirken austrocknend bei Wunden, verhindern – frühzeitig aufgetragen – das Ausbrechen von Herpes-Lippenbläschen
- **Nachweis dient** der Kontrolle, ob ausreichend viel Spurenelement vorhanden ist

Wo messbar?
- im Serum

Referenzwerte
- Serum: 11–26 µmol/l

Impressum

Aktualisierte Neuausgabe von »Laborwerte«,
GRÄFE UND UNZER VERLAG 2008, ISBN 978-3-8338-1142-5

Projektleitung: Yvonne Schnur
Satz und Lektorat: Maja Mayer für bookwise, München
Gestaltung: Horst Moser, independent Medien-Design GmbH, München
Fotos: Cover: F1online; U4: beide istockphoto
Produktion: Gloria Pall
Druck und Bindung: Dimograf

Syndication: seasons.agency

ISBN 978-3-8338-5004-2

3. Auflage 2016

www.facebook.com/gu.verlag

GRÄFE UND UNZER

Ein Unternehmen der
GANSKE VERLAGSGRUPPE